Erdstrahlen

ECON Ratgeber

Zum Buch:

Unzählige Krankheiten werden durch Erdstrahlen verursacht oder unter ihrem Einfluß chronisch. Es ist an der Zeit, diese Gefahr für unsere Gesundheit systematisch aufzuspüren und Mittel und Wege bereitzuhalten, um ihr vorzubeugen. So lautet die zentrale Aussage des Heilpraktikers Andreas Kopschina.
Er beschreibt detailliert die ersten Untersuchungen, die einen Zusammenhang zwischen Erdstrahlen und chronischen Erkrankungen herstellten, sowie neueste Erkenntnisse über die Wirkungsweise der geopathogenen Strahlen, über Therapiemöglichkeiten und Maßnahmen zur Vorbeugung.

Der Autor:

Der Heilpraktiker und Geopathologe Andreas Kopschina ist Leiter des Instituts für Geopathologie in Kassel und 1. Vorsitzender des Berufsfachverbands der Geopathologen e.V. 1994 wurde ihm der Forschungspreis der »Stiftung Deutscher Heilpraktiker« verliehen.

Andreas Kopschina

Erd-
strahlen

**Neue Methoden,
sich wirksam vor
Krankheiten zu schützen**

ECON Taschenbuch Verlag

Aktualisierte und erweiterte Neuausgabe

© 1991 by ECON Taschenbuch Verlag GmbH, Düsseldorf
Umschlaggestaltung: Molesch/Niedertubbesing, Bielefeld
Lektorat: Christine Adolf
Die Ratschläge in diesem Buch sind von Autor und Verlag
sorgfältig erwogen und geprüft; dennoch kann eine Garantie
nicht übernommen werden. Eine Haftung des Autors bzw. des
Verlags und seiner Beauftragten für Personen-, Sach- und Vermögensschäden ist ausgeschlossen.
Gesetzt aus der Syntax und Stone Serif
Satz: HEVO GmbH, Dortmund
Druck und Bindearbeiten: Ebner Ulm
Printed in Germany
ISBN 3-612-20283-9

Inhalt

Vorwort zur vierten Auflage 9

Einführung 11

100 Jahre Hinweise auf die Krankheitsursache Erdstrahlen 18
   Wissenschaftlicher Beweis in Vilsbiburg durch Freiherrn von Pohl 19
   Die Begehung von Grafenau durch Freiherrn von Pohl 24
   Sanitätsrat Dr. Hager untersucht Krebsfälle in Stettin 25
   Dr. Edwin Blos untersucht Krankenbetten 26
   Dr. W. Birkelbach untersucht in Wolfratshausen 27
   Dr. Victor Rambeau untersucht drei Orte bei Marburg 27
   Ingenieur Cody mißt sechs Jahre in Le Havre 29
   Weitere Standortuntersuchungen 31
   Nachweis der Erdstrahlen 32
   Das Geo-Gramm nach Kopschina 35
   Bundesforschungsministerium läßt Erdstrahlen erforschen 37
   Physik-Professoren beweisen besondere Fähigkeiten von Wünschelrutengängern 39

INHALT

Bergsmann forscht in Österreich 41

Die geopathogenen Zonen und ihre Wirkung 45
Geopathogene Störzonen 45
   Einführung in die Problematik 45
   Wasseradern 47
   Verwerfungszonen 48
   Radonemanation 49
   Die Gitternetze 49
   Das Hartmanngitter 49
   Das 10-m-Gitter (Benkersches Kubensystem) 50
   Das Diagonalgitter nach Curry 51
   Gibt es weitere Gitter? 54
   Plus- und Minus-Felder 55
   Tabelle der meßtechnischen Nachweise geopathogener Reizzonen 55
Wie wirken geopathogene Zonen? 56
   Neutronen oder Wellenstrahlung? 56
   Abgebremste Neutronen 59
   Eigenschaften des Neutrons und einer Neutronenstrahlung und ihre Wirkung auf den menschlichen und tierischen Körper 62
   Veränderungen von physikalischen Parametern an geopathischen Zonen 64
   Epilepsie aus der Steckdose 65
   Elektrostreß? 66
   Das Betonsyndrom 68
   Sind alle Krankheiten standortbedingt? 70
   Der Verlauf der Geopathie 70
   Die Wirkung der Erdstrahlen auf Tiere 73
   Tierversuche auf geopathischen Reizzonen 78
   Die Sanierung eines Eberstalles 79
   Pflanzenwuchs auf Reizzonen 80

INHALT

Schützen und Heilen bei Geopathie 85
Zur Infrastruktur einer Therapiekette 85
Krebsvorsorgeuntersuchung – 10 Jahre zu spät! 85
Die Gefahr selbst erkennen 86
*Der bisherige Stand der Einbeziehung
der Geopathie* 88
Der Geopathologe, ein neuer Heilhilfsberuf 89
Rute oder Meßgerät? 92
Testung mentaler Genauigkeit 93
Kondensatorpendel nach Dipl.-Ing. Erwin Schumacher 94
Der Geotensor 96
*Wir basteln uns selbst eine voll funktionstüchtige
Rute* 97
Kurzer Rutenkurs 99
»Erdstrahlen« selbst hergestellt 102
Die Diagnose der Geopathie 103
Geopathologie nach Kopschina 104
Mentaler Geotest 111
Mentaler Meridiantest 114
Die Irisdiagnose 115
Die Biofunktionsdiagnostik 118
Die behaviorale Kinesiologie 121
Die Diagnose mit dem Bicom-Gerät 123
Georhythmogramm nach Hartmann 126
Kirlianphotographie 127
Blutuntersuchung 128
Weitere diagnostische Möglichkeiten 129
Gibt es Diagnoseversager? 130
Die Therapie der Geopathien 131
Die Basistherapie der Geopathie 134
Die Begleittherapie der Geopathie 137
Die Erstverschlimmerung 137
Die Toxinüberschwemmung 138

INHALT

Abbau geopathogener Strahlenbelastung nach der Methode Gerstung 138
Die Standortsanierung 140
Möglichkeiten der Entstörung oder Abschirmung ... 141
Die Spezial-Kork-Abschirmmatte 147
Wissenschaftliche Untersuchung des Strahlenschutzkorks 149
Die Strahlenschutzwirkung handelsüblicher Bettmatten 150
Messung am Standort 152
Gibt es Versager dieser Methode? 153
Das Problem der Reflexe 153
Hausneubau – Haussanierung 155
Die HWS-Zellglasplatte-Spezial 156
Die Herstellung der HWS-Zellglasplatte-Spezial 156
Checkliste zur Standortentstörung 157
Fälle aus der Praxis 158
Reihenuntersuchung in einem süddeutschen Badeort 160
Ergebnisse einer Langzeitstudie in einer süddeutschen Kleinstadt 170

Rat und Hilfe 174

Literatur 177

Vorwort zur vierten Auflage

Während ich dieses Vorwort schreibe, denke ich darüber nach, was in den drei Jahren seit Erscheinen der dritten Auflage erreicht wurde. Kann ich mit dem Erreichten zufrieden sein? Um was geht es? Wir wissen: Statistisch wird jeder zehnte von den pathogenen Strahlen der Doppelzonen des erdmagnetischen Feldes getroffen! Hinzu kommen Schädigungen durch Wasseradern, Verwerfungszonen, Radonemanation und technische Strahlen. Durchschnittlich jeder dritte Patient einer Allgemeinpraxis ist betroffen. Da diese Faktoren in der Diagnose und Therapie unberücksichtigt bleiben, resultieren hieraus später die ca. 80% chronisch Erkrankten. Am Ende eines langen Leidensweges steht dann oftmals der Krebs.

Wir wissen dies! Wir verfügen über eine gesicherte Diagnostik; Therapie sowie Standortsanierung sind für uns bereits Routine. Die Frage ist nur: Nimmt die Öffentlichkeit davon Kenntnis? Und was sagen die Schulmediziner dazu?

Wir sagen:
WER HEILT, HAT RECHT! Die Wahrheit läßt sich auch durch Ignoranz nicht unterdrücken. Es gibt eine »normative Kraft des Faktischen!«

VORWORT ZUR VIERTEN AUFLAGE

Unter dieser Prämisse gründeten Ärzte, Heilpraktiker, Architekten, Bauingenieure den Berufsfachverband der Geopathologen e.V. Dies ist die wichtigste Nachricht der letzten Jahre. Hier haben Mediziner ihr Podium, hier finden Patienten ihren Ansprechpartner. Die Medien können von hier aus endlich seriös und kompetent informiert werden.

Einführung

Genaugenommen am 19. Januar 1929 war die Krebsursache eindeutig und unwiderlegbar bewiesen durch die aufsehenerregende Arbeit des Freiherrn von Pohl. Seine Veröffentlichungen veranlaßten Sanitätsrat Dr. Hager zu einer ähnlichen Untersuchung in Stettin. Das Ergebnis wurde im Juli 1930 in der Fachpresse veröffentlicht, und Dr. Hager wie 1931 Dr. Rambeau, Vorsitzender der Ärztekammer Marburg, jubelten: »*Das Krebsproblem ist endgültig gelöst!*«
Die späteren Jahrzehnte, unterbrochen durch den Krieg, erbrachten Beweis auf Beweis bis zur jüngsten Forschung im Auftrag der Bundesregierung durch die Professoren Betz und König in München und in Österreich durch Bergsmann.
Aber was haben die Betroffenen von diesen Erkenntnissen? Nichts, denn die Schulmedizin bestreitet vehement die Wirkung von »Erdstrahlen«, die Politiker sind hilflos – es darf weiter gelitten und gestorben werden.
Wer, wie ich, ernsthafte Forschung auf dem Gebiet der alternativen Medizin betreibt, kommt fast unweiglich an einen Punkt, an dem jedes Vertrauen in die Medizin erschüttert wird. Dem »Eingeweihten« stellt sich die Medizin als ein Sumpf von Ignoranz, Unfähigkeit

und Geschäftssinn dar. Jedes »Denken« wird schnellstens von den Verbänden unterbunden.
Um was geht es? Die Medizin ist ausschließlich biochemisch ausgerichtet. Hieraus resultieren auch zweifellos große Fortschritte wie die Bekämpfung der Infektionskrankheiten. Andererseits gelten immer mehr Krankheiten als »unheilbar«. Ich möchte behaupten, außer einigen Erbschäden gibt es keine einzige unheilbare Krankheit bzw. keine mit unbekannter Ursache, so daß auch diese prophylaktisch zu besiegen sind, so auch Krebs.
Sämtliche Krankheiten mit bis heute angeblich unbekannter Ursache lassen sich in einen einzigen Rahmen fügen – in die energetischen Krankheiten. Diese zu begreifen setzt interdisziplinäres Denken voraus.
In den sogenannten Kulturländern stirbt jeder vierte an Krebs, zusammen mit Herz- und Kreislaufkrankheiten ergeben sich 60% aller Todesfälle. Der natürliche Tod an Altersschwäche ist lediglich 2% der Bevölkerung beschieden.

Unsere heute praktizierte Krebsforschung hat sich zu einer einflußreichen Industrie mit Investitionen und Umsätzen in Milliardenhöhe entwickelt. Eine derartige Konzentration von Kapital führt i.d.R. zu einer Ballung von Macht in einem Ausmaß, die der Außenstehende kaum erahnt. Es liegt jedoch in der Natur jeder Macht, sich zu entfalten und auszuweiten. Bei diesem Bestreben entwickeln sie durch keinerlei Ethos getrübte Methoden, die den weiteren Gang der Dinge bestimmen. Der britische Abgeordnete und Journalist W. J. Brown sagte darüber einmal: »*Solche Praktiken sind mehr als nur das. Es sind etablierte Mächte. Sie sind von Organisationen, Schulen, Kapital und Arbeitsplätzen umgeben.*

EINFÜHRUNG

Wenn eine Tatsache auftritt, welche orthodoxe Praxis bedroht, treten die Machtgruppen in Aktion. Sie stürzen sich auf die arme bedauernswerte ›Ketzerei‹ und unterdrücken sie, falls nur irgend möglich. Wenn sie nicht unterdrückt werden kann, dann wird sie erklärt. Wenn sie nicht erklärt werden kann, dann wird sie verneint. Wenn sie nicht verneint werden kann, dann wird sie begraben.«

Es waren Rutengänger, die zuerst auf die Gefahr aus der Tiefe hinwiesen, und es war der Krebs, der in diesem Zusammenhang immer wieder genannt wurde. Heute stellt sich das Ganze viel komplexer dar. Es wird klar, daß Krebs (nur) die schlimmste Form einer chronischen Krankheit darstellt. Zuvor hat der Betroffene alle Stadien progressiver Vikariation (Verschlimmerung) durchgemacht. Es beginnt scheinbar harmlos mit Schlafstörungen und dem meist zu frühen morgendlichen Aufwachen, mit Kopf- oder Gliederschmerzen, kurz: der sogenannten vegetativen Dystonie. Es folgen Depressionen bis hin zu Selbstmordgedanken sowie fast alle organischen Störungen und Schäden, soweit sie nicht Folge der Nebenwirkungen allopathischer Medikamente sind. Schließlich wird das organische Zellgewebe befallen und am bitteren Ende steht der Krebs!

Unser Gesundheitswesen platzt aus allen Nähten. Da entstehen Ausgeburten der Gigantomanie wie das Klinikum in Aachen, ausgestattet mit allem, was gut und teuer ist, und einem Heer von Ärzten und Pflegepersonal. Jedes andere Krankenhaus ist stolz auf seine diagnostischen oder therapeutischen Neuerwerbungen. Eine Vielzahl von Ärzten wendet die neuesten Präparate an. Das Ergebnis ist, daß die Menschheit immer kränker wird. Das Leben wird allemal verlängert, aber ist es dann lebenswert? Uns steht ein Alter im Siechtum bevor.

Dr. med. Dr. med. dent. Helmut Schimmel schreibt: »*Geopathische Einflüsse können Krankheiten induzieren oder die Heilung vorhandener Erkrankung verhindern.*« Und weiter: »*Aufgrund der bisherigen Erfahrungen sind Geopathien keine Hirngespinste. Nur Ignoranten können darüber noch lachen. Geopathische Störfaktoren sollten grundsätzlich in die diagnostischen und therapeutischen Erwägungen bei Krankheiten einbezogen werden. Unseres Erachtens ist die Beurteilung einer chronischen Erkrankung ohne Ausschluß von geopathischen Faktoren nicht mehr möglich. Die Geopathie nimmt den Stellenwert einer Fokalerkrankung ein, ohne deren Ausschluß oder Berücksichtigung die Diagnose und Therapie von chronischen Erkrankungen insuffizient bleiben muß.*«

Weitere derzeit praktizierende Ärzte schreiben folgendes:

Dr. med. Ernst Hartmann: »*Nur 5–10% der Menschen sind im wahrsten Sinne des Wortes geobiologisch ungestört und damit gesund. Ich suche bis heute das Bett, das keine geopathogenen Zonen aufweist und trotzdem einem kranken Menschen als Schlafplatz dient.*«

Dr. med. Dieter Aschoff schreibt: »*daß ionisierende Strahlung für eine Depolarisierung der Zelle verantwortlich ist.*«

Dr. P. G. Seeger schreibt: »*Wenn einige hunderttausend exakte Messungen mit den verschiedensten physikalischen Apparaturen und Methoden einwandfrei ergeben haben, daß eine direkte Beziehung zwischen den terrestrischen Noxen über geopathischen Punkten und Krebs besteht, so kann man diese Tatsache nicht einfach mit einem überlegenen Lächeln abtun, weil – nicht sein kann, was nicht sein darf.*«

EINFÜHRUNG

Am 10.7.1984 schrieb Frau Dr. Veronica Carstens dem Leiter unseres Institutes, Herrn Geopathologen Andreas Kopschina: »*Ich habe mich in den letzten zwei Jahren sehr um Kontakte mit Wissenschaftlern bemüht, um ... herauszufinden, ob tatsächlich eine Beziehung zwischen ortsgebundenen Strahlenfeldern und Krankheiten besteht. – So sehr viele Ärzte (auch ich) davon überzeugt sind, daß dies der Fall ist ... muß noch Grundlagenforschung betrieben werden.*«

Ich mag nicht darüber nachdenken, wieviel Leiden tagtäglich durch die Unwissenheit der Ärzte und auch vieler Heilpraktiker und die Sturheit der Verantwortlichen nicht gelindert wird. – Für mich hat heute ein erheblicher Teil der Diagnosen nicht einmal den Wert des Papiers, auf dem sie stehen.

Hat ein Problem erst einmal einen Namen, so entwickelt der neugeschaffene Begriff seine Eigendynamik. Für den Krebs wurden ein oder mehrere Erreger verantwortlich gemacht, und nun suchen Forscher weltweit nach dem »Erreger« etwa im Sinne eines Virus. Die Suche verharrt im Stofflichen, im Sinne von Materie. Die Homöopathie, unverstanden und belächelt, beweist seit 200 Jahren, welche tiefgreifenden Wirkungen auf den Organismus feinstoffliche oder rein energetische Informationen auszulösen im Stande sind. Man denke doch einmal an die Wirkung eines Katalysators in einem chemischen Prozeß. Dieser läßt doch allein durch seine Anwesenheit, ohne im geringsten stofflich in den Prozeß einzugehen, erst viele chemische Vorgänge zu. Im übrigen dürfte doch seit Einstein die Unterscheidung zwischen Materie und Energie eine andere Dimension bekommen haben. Materie ist letztlich nur abgebremste Energie.

Wir Menschen sind eine Dualität aus dem Körper und

EINFÜHRUNG

dem Geistig-Seelischen. Wir leben in einer dualen Schöpfung; einer sichtbaren materiellen Schöpfung und einer unsichtbaren geistigen Schöpfung. Technisch-materieller, scheinbarer Fortschritt hat uns verblendet und die Sicht versperrt. Unsere Jetztzeit ist eine Zeit des Umbruchs. Wir werden uns wieder mehr der anderen Form des Seins zuwenden, ja zuwenden müssen. Dann erhalten wir bei richtiger Fragestellung die Antworten auf viele noch offene Fragen.

Fritjof Capra schreibt in seinem aufsehenerregenden Buch »Wendezeit«: »*Die Menschheit durchlebt gegenwärtig eine epochale Krise. Die Pragmatiker kriegen die Welt nicht mehr in den Griff, die Realisten die Realität nicht zu fassen. –*

Weiterleben kann die Menschheit nur, wenn sie von Grund auf anders lebt. Das fordert zuerst ein anderes Denken, eine andere Wahrnehmung ›der Welt‹. Nämlich: komplex statt linear, in Netzen und Bögen statt in Zielgeraden und den Kurven der Statistik. Qualitatives Werten muß an die Stelle von quantitativem Messen treten.«

Der bekannte Biologe Paul Weiss führt aus: »*Wir können auf der Grundlage strikt empirischer Untersuchungen definitiv behaupten, daß die bloße Umkehrung unserer (bisherigen) analytischen Zerstückelung des Universums dadurch, daß wir die Stücke in der Wirklichkeit oder auch nur in Gedanken wieder zusammensetzen, keine vollständige Erklärung des Verhaltens auch nur der elementarsten lebenden Systeme liefern kann. – ... die Studenten werden nicht ermutigt, integrative Vorstellungen zu entwickeln, und die Forschungsinstitute widmen ihre Gelder fast ausschließlich der Lösung von Problemen, die innerhalb des (vorgegebenen) Rahmens formuliert werden. Biologische Phänomene, die nicht auf (diese) Weise erklärt werden können, gelten als wissenschaftlicher Forschung unwürdig.*

EINFÜHRUNG

Dementsprechend haben Biologen sehr seltsame Methoden entwickelt, mit lebenden Organismen umzugehen. Wie der Biologe und Ökologe René Dubos hervorhob, fühlen diese Biologen sich gewöhnlich dann am wohlsten, wenn das Ding, das sie untersuchen, nicht mehr lebt.«[1]

---

1 zit. nach Capra, Wendezeit.

100 Jahre Hinweise auf die Krankheitsursache Erdstrahlen

Der älteste Hinweis auf die möglichen Gefahren sogenannter Erdstrahlen findet sich bei dem bekannten englischen Forscher de Haviland. Er regte bereits 1861 entsprechende Untersuchungen an.
1914 erschien »Die Radioactivität von Boden und Quellen« von Professor Dr. Gockel. In dieser Schrift wies er die Ärzte darauf hin, daß vom Erdboden eine Strahlung ausgehe, die sicher einen gefährlichen Einfluß auf die Gesundheit habe.
1927 nahm Geheimrat Dr. Bach diesen Hinweis auf und berichtete hierüber in der »Strahlen-Therapie«, Heft 4. Ebenfalls 1927 wiesen die Autoren H. Th. Winzer und M. Melzer auf den Zusammenhang zwischen Krebs und fließendem Wasser hin.
Mit Gustav Freiherr von Pohl trat nun ein Mann auf, dessen Leistung zu würdigen möglicherweise erst spätere Generationen in der Lage sind. Seit 1904 machte er immer wieder die Beobachtung, daß die Betten an Krebs Verstorbener ausnahmslos auf Stellen starker negativ-elektrischer Strahlung standen. Er gab diese Erkenntnisse ständig an Ärzte weiter, ohne jedoch den geringsten Glauben zu finden. Meist erwiderte man ihm, daß die Wissenschaft dies längst wüßte, wenn die

Zusammenhänge so wären (wie wenig hat sich da bis heute geändert). Da fragt man sich, wie irgendein Fortschritt gemacht werden soll, wenn neuen Erkenntnissen immer wieder mit diesem Argument begegnet wird.

Wissenschaftlicher Beweis in Vilsbiburg durch Freiherr von Pohl

Um den einwandfreien Beweis zu liefern, daß seine Beobachtungen keinem Zufall entsprangen, beschloß Freiherr von Pohl 1929, ein geschlossenes Stadtbild zu untersuchen. Dabei beschränkte er sich ausschließlich auf Krebsfälle, wenngleich auch ihm die allgemein krankmachende Wirkung der Erdstrahlen bekannt war. Eine genaue, selbst Kleinigkeiten, die am Rande geschahen, nicht auslassende Schilderung dieser historischen Ereignisse findet der Leser in dem Buch: Gustav Freiherr von Pohl, »Erdstrahlen als Krankheits- und Krebserreger«. Aus diesem Buch entnehme ich jetzt auch im Wortlaut das Protokoll über den gelungenen Beweis.[2]

Das Protokoll des Beweises

»*Über die Begehung des Marktes Vilsbiburg am 13., 14., 15., 16., 17., 18. und 19. Januar 1929 seitens
1. der Herren: I. Bürgermeister J. Brandl (dahier am 13. Januar ständig, die übrigen Tage gelegentlich), Polizeikommissär Fischer (am 13. Januar nachmittags), Polizeiwachtmeister Schachtner (dieser ständig außer am 13. Januar nachmittags), Christian Lechner sen., Lebzelter (am 13. Januar), Georg Brandl (am 13. Januar).*

---

[2] auch alle folgenden Untersuchungen sind im o. g. Buch nachzulesen.

und 2. des Wünschelrutenforschers Freiherrn Gustav von Pohl, Dachau-Unteraugustenfeld.

Zweck der Begehung: Freiherr von Pohl hatte sich erboten, ein Croquis (Planzeichnung) der unter Vilsbiburg fließenden unterirdischen Wasserläufe zum Zwecke des Nachweises, daß sämtliche Todesfälle an Krebs in solchen Häusern erfolgt sein müßten, unter denen besonders starke unterirdische Wasserläufe fließen, anzufertigen.

Material: Der Vilsbiburger Bezirksarzt, Herr Obermedizinalrat Dr. med. Bernhuber, hatte auf Ersuchen des Herrn I. Bürgermeisters Brandl durch die Leichenschauscheine diejenigen Häuser in Vilsbiburg ermittelt, in denen in den Jahren 1918-1928 Todesfälle an Krebs erfolgt waren. Dieses Verzeichnis hat der genannte Herr Bezirksarzt nach Ausstellung dem I. Bürgermeister Brandl übergeben. Es wird hiermit beglaubigt, daß Freiherr von Pohl von dem Inhalt dieses Verzeichnisses weder vor noch während der Begehung Kenntnis erhielt. Das Verzeichnis lag ständig auf dem Rathaus in Vilsbiburg und war nur dem vorgenannten Herrn Obermedizinalrat Dr. Bernhuber und dem I. Bürgermeister Brandl bekannt.

Begehung: Freiherr von Pohl ist die meiste Zeit nur mit dem Polizeiwachtmeister Schachtner gegangen und hat – ohne Kenntnis von Krebstodesfällen – nur ein Croquis der unterirdischen Wasserläufe angefertigt. Polizeiwachtmeister Schachtner ist erst seit 23. November 1927 in Vilsbiburg wohnhaft und konnte somit keine Kenntnis von den mehrere Jahre zurückliegenden Krebstodesfällen haben. Die Begehung ist unter allen Vorsichtsmaßregeln so angelegt worden, daß irgendeine Beeinflussung des Freiherrn von Pohl unmöglich war.

Ruten: Freiherr von Pohl benutzte eine 7 mm dicke Wünschelrute aus massivem Messing und eine dünne Stahlrute. Es war auffällig, wie verschieden die Ruten über in ihrer

100 JAHRE HINWEISE AUF ERDSTRAHLEN

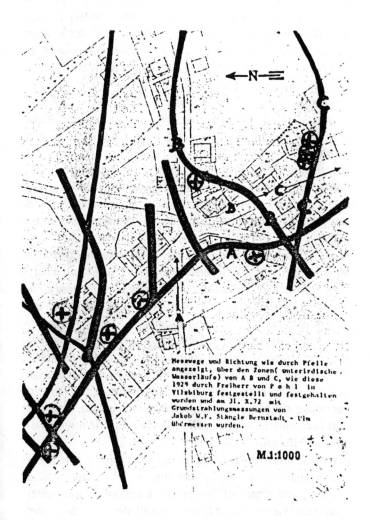

Ausschnitt aus der Karte von Vilsbiburg

Art und Tiefe verschiedenen unterirdischen Wasserläufen ausschlugen.

Bei denjenigen unterirdischen Wasserläufen, die Freiherr von Pohl nach der Ermittlung als gesundheitsgefährlich bezeichnete, zuckte die Rute schon in mehr oder weniger großer Entfernung (bis zu ca. 50 m) vorher dermaßen in den Händen hin und her, daß Genannter sie kaum festhalten und öfter auch der offen ersichtlichen Anstrengung wegen loslassen mußte. Über solchen unterirdischen Wasserläufen schlug dann die Rute stets außerordentlich heftig herum und häufig so heftig, daß sie sich den Händen entwand.

Der unter Ziffer I genannte unparteiische und dem Freiherrn von Pohl kurz vorher nicht bekannte Herr stud. for. Georg Brandl konnte als Rutengänger in jedem Falle nachprüfen, daß stets ein unterirdischer Wasserlauf vorhanden war.

Karten. Die anliegenden und mit dem Siegel des Marktgemeinderates Vilsbiburg versehenen drei Blätter von Vilsbiburg (1 Druck, 2 Pausen) zeigen die von dem Freiherrn von Pohl ermittelten und von ihm persönlich eingetragenen und nach seiner Ansicht gesundheits-, speziell krebsgefährlichen unterirdischen Wasserläufe in schwarzen Bleistiftstrichen. In diese drei Karten hat der I. Bürgermeister J. Brandl diejenigen 42 Todesfälle an Krebs aus dem obengenannten Verzeichnis des Obermedizinalrates Dr. Bernhuber sowie einige weitere, ihm aus früheren Jahren persönlich bekannte Krebstodesfälle (Anzahl: 6) mit roten Kreuzen eingetragen.

Ergebnis: Aus den Karten zeigt sich die verblüffende Tatsache, daß sämtliche Krebstodesfälle in Vilsbiburg auf den von dem Freiherrn von Pohl eingezeichneten starken unterirdischen Wasserläufen liegen. Soweit der über die Todesfälle orientierte I. Bürgermeister J. Brandl an der Begehung

100 JAHRE HINWEISE AUF ERDSTRAHLEN

teilnahm, hat, wenn Freiherr von Pohl ein Haus als krebsgefährlich bezeichnete und in diesem auch ein (oder bei mehrstöckigen Häusern zwei übereinanderliegende) Zimmer und in diesem von außen auch die Stellung und Lage des Sterbebettes angab, eine Besichtigung der betreffenden Häuser stattgefunden. Die von außen erfolgte Angabe des Freiherrn von Pohl hat sich durch Befragung des Herrn I. Bürgermeisters bzw. des begleitenden Polizeibeamten bei den Nachkommen der Verstorbenen in jedem Falle ausnahmslos als richtig erwiesen; wo in einem Zimmer zwei Betten getrennt standen, verbat sich Freiherr von Pohl sofort jede Auskunft, in welchem Bett der Verstorbene geschlafen hatte, und hat dann zur Verblüffung der Anwesenden jedesmal richtig angegeben, in welchem Bett der Krebskranke verschieden war. Sogar im Marktturm konnte in der 22 m hoch über dem Erdboden gelegenen Wohnung des Turmwächters die gleiche Feststellung gemacht werden.

Schlußfolgerung: Es wird hierdurch festgestellt, daß Freiherr von Pohl der oben unter dem Titel »Zweck« genannte Nachweis, daß Todesfälle an Krebs ausnahmslos in Häusern bzw. Zimmern bzw. Betten erfolgen, die über besonders starken unterirdischen Wasserläufen stehen, im vollsten Maße gelungen ist.

Vorgelesen, genehmigt und unterschrieben.
Am 19. Januar 1929.
Brandl, I. Bürgermeister, Chr. Lechner,
Gg. Schachtner, Fischer.
Hiermit abgeschlossen und Freiherrn von Pohl ausgehändigt.
Vilsbiburg, den 19. Januar 1929.
Gemeinderat des Marktes Vilsbiburg.
Schöx, 2. Bürgermeister.
Bohinger, Prot.-Führer«

Das war im Jahre 1929!
Eines Tages setzt sich die Wahrheit durch, dann wird gefragt werden, wer all die Jahre lang verhindert hat, daß das Elend Krebs besiegt wird.

Die Begehung von Grafenau durch Freiherrn von Pohl

Am 4. und 5. Mai 1930 fand die sogenannte Begehung von Grafenau im Bayerischen Wald statt. Ärztlicherseits wurde das für die Wissenschaft überraschende Ergebnis von Vilsbiburg nicht angezweifelt. Dazu war die ausgeübte Kontrolle auch zu scharf. Es wurde lediglich erklärt, die Aufgabe sei in Vilsbiburg bei derart vielen Krebsfällen zu leicht gewesen.
Der Ausschuß des Deutschen Zentralkomitees zur Erforschung und Bekämpfung der Krebskrankheit in Berlin, mit dessen Generalsekretär Geheimrat Professor Dr. Blumenthal von Pohl persönlich gesprochen hatte, wollte eine Kommission bei der Begehung einer besonders krebsarmen Stadt bereitstellen. Hierzu benannte das Statistische Landesamt in München die Stadt Grafenau.
Grafenau liegt idyllisch im Bayerischen Wald. Zu der Zeit hatte es etwa 2 000 Einwohner. Totenscheine für an Krebs Verstorbene lagen seit dem Jahr 1914 nur 16 vor. Das heißt, daß es in 16 Jahren nur 16 Krebstote, also einen Fall pro Jahr, gegeben hatte. Bei der eigentlichen Begehung war der Grafenauer Bezirksarzt Dr. med. Grab zugegen, ebenfalls von dem vorgenannten Komitee beauftragt. Vorgegangen wurde nach dem bewährten Muster von Vilsbiburg. Die Prüfung der Ermittlungen ergab dann auch hier eine totale Übereinstimmung der Häuser, in denen Krebspatienten gestorben waren, mit den ermittelten unterirdischen Wasser-

läufen, wobei von den 16 Krebstodesfällen sich alleine 5 in einem einzigen Häuserblock ergaben.
Der Beweis war wiederum in einer Stadt mit niedriger Krebserkrankungsrate gelungen!

Sanitätsrat Dr. Hager untersucht Krebsfälle in Stettin

Sanitätsrat Dr. med. Hager in Stettin, gleichzeitig Vorsitzender des wissenschaftlichen Vereins der Ärzte der Stadt Stettin, erfuhr aus der »Zeitschrift für Krebsforschung«, 6. Heft, Band 31, Juli 1930, von den Ergebnissen der Forschungen des Freiherrn von Pohl. Er ließ durch das Statistische Amt in Stettin eine Liste aller Krebsfälle von 1910 bis 1931 erstellen. Diese Liste möchte ich auch hier veröffentlichen, weil sie wieder in eindrucksvoller Weise auf besonders gefährdete Krebshäuser hinweist, möglicherweise Ursache des Märchens von der Erblichkeit des Krebses.

Je 1 Krebsfall in 1 575 Häusern = 1 575 Tote
Je 2 Krebsfälle in 750 Häusern = 1 500 Tote
Je 3 Krebsfälle in 337 Häusern = 1 011 Tote
Je 4 Krebsfälle in 167 Häusern = 668 Tote
Je 5 Krebsfälle in 51 Häusern = 255 Tote
Je 6 Krebsfälle in 15 Häusern = 90 Tote
Je 7 Krebsfälle in 6 Häusern = 42 Tote
Je 8 Krebsfälle in 1 Haus = 8 Tote
Je 9 Krebsfälle in 1 Haus = 9 Tote
und in nur weiteren 5 Häusern zusammen 190 Tote!!
insgesamt 5 348 Tote

Sanitätsrat Dr. Hager zog nun den Rutengänger Geheimrat C. William hinzu und begann, alle diese Häuser nach Erdstrahlen zu untersuchen. Er erhielt kein

anderes Ergebnis als vor ihm Freiherr von Pohl, so daß er feststellte: *»Das Krebsproblem ist endgültig gelöst!«*
Und er schrieb weiter: *»Damit ist auch das Vorbeugungsmittel gegeben, das es trotz aller medizinischen Forschung bisher nicht gab. Wer dafür sorgt, daß sein Bett zum mindesten nicht in schweren Erdstrahlen steht, und wer dafür sorgt, daß er auch tagsüber bei der Arbeit nicht in schweren Erdstrahlen sitzt, kann niemals Krebs bekommen!*
Wenn diese Erkenntnis erst einmal Allgemeingut geworden ist, so wird die Krebskrankheit, diese bisher furchtbarste Geißel der Menschheit, ausgerottet sein!«
Besonders interessant war das Ergebnis bei der Untersuchung der Altenheime – der sog. Stiftshäuser der Stadt Stettin.
Ein Stift stand auf einer Kreuzung von Wasseradern: 28 Krebstodesfälle!
Ein Stift wurde von einem schmalen Streifen berührt: 2 Krebstodesfälle!
Ein Stift stand auf keiner Wasserader: kein einziger Krebsfall!

Dr. Edwin Blos untersucht Krankenbetten

Die Veröffentlichungen von Pohls wurden von einer Reihe von Ärzten wie auch Rutengängern zum Anlaß genommen, eigene Untersuchungen anzustellen, so auch 1931 durch Dr. Blos in Karlsruhe.
Die Gattin von Dr. Blos war eine ausgezeichnete Rutengängerin. Sie untersuchte auf Veranlassung ihres Mannes sämtliche Betten seiner Krebspatienten. In die Untersuchung wurden auch die Betten chronisch Kranker einbezogen. Auch Dr. Blos fand durch die Arbeit seiner Gattin ein völlige Übereinstimmung der Betten Krebs-

kranker und chronisch Kranker mit vorhandenen Reizstreifen.
Darauf sorgte er für Umstellung der Betten seiner Patienten, und das mit einem solchen Erfolg, daß er darüber ein Buch herausgab: »Die Medizin am Scheidewege«, erschienen im Kairos-Verlag, Karlsruhe.

Dr. W. Birkelbach untersucht in Wolfratshausen

Dr. W. Birkelbach war der Direktor des Bezirkskrankenhauses in Wolfratshausen. Ihm kam zugute, daß er selbst Rutengänger war. Er untersuchte ebenfalls die Betten seiner Krebskranken auf Erdstrahlen. Sein benachbarter Kollege Dr. Seitz ließ seine Krebsfälle ebenfalls von ihm überprüfen. Interessanterweise ergab es sich dabei, daß auch Dr. Seitz selbst sich als begabter Rutengänger erwies.
Im Juli 1931 berichtete dann Dr. Birkelbach auf dem Bayerischen Chirurgen-Kongreß in München über die Ergebnisse, die mit denen von Pohls übereinstimmten.

Dr. Viktor Rambeau untersucht drei Orte bei Marburg

Der Vorsitzende der Ärztekammer in Marburg, Dr. Viktor Rambeau, wurde durch die Arbeiten von Pohls angeregt, ähnliche Untersuchungen anzustellen. Er betrachtete die Wünschelrute als ein zu subjektives Gerät und suchte nach technischen Mitteln, was übrigens viele nach ihm auch taten. Auch ich werde im Kapitel »Diagnose der Geopathien« über von uns zusätzlich zur Rute eingesetzten Geräte berichten.
Zu jener Zeit hatte der Konstrukteur Dr. Macht ein Gerät entwickelt, das er »Geoskop« nannte. Mit diesem

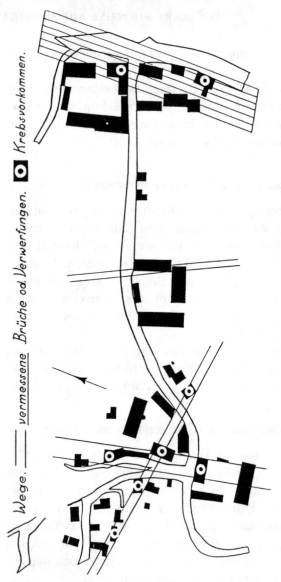

Nach Dr. Viktor Rambeau. Biologische Heilkunst 1934
»Besteht ein Zusammenhang zwischen der Tektonik der Erde und dem Krankheitsproblem?«

Gerät waren Bodenverwerfungen noch in vielen hundert Metern Tiefe zu orten.

Drei Orte in der Nähe Marburgs wurden nun mit dem »Geoskop« untersucht. Das Ergebnis war absolut eindeutig! Alle Krebsfälle stimmten mit geologischen Anomalien überein.

Dr. Rambeau verfaßte über die Ergebnisse seiner Untersuchungen eine Schrift, in der er ausführt:

»Aus meiner statistischen Arbeit ergibt sich mit voller Klarheit, daß es keinen Fall Krebs gibt, der nicht über einem geologisch gestörten Gebiet liegt.

Wir haben in unserer statistischen Arbeit das Haus gesucht, das auf einem geologisch nicht gestörten Gelände liegt und trotzdem Erkrankungen an Krebs aufweist, und dieses Haus haben wir nicht gefunden. Der Wert dieser Erkenntnis muß von großer Bedeutung sein und unbedingt eine rationelle Krebsprophylaxe ermöglichen.«

Ingenieur Cody mißt sechs Jahre in Le Havre

Etwa zur gleichen Zeit, in der Dr. Rambeau mit dem »Geoskop« gemessen hatte, begann in Le Havre der Ingenieur Cody seine Messungen. Auch er glaubte, daß Wünschelruten zu unsicher seien. Wenn auch das Gegenteil der Fall ist, so verdanken wir ihm eine weitere wertvolle Beweisführung.

Cody verwendete zwei Elektroskope und vermaß an zwei Stellen gleichzeitig. Das eine Gerät stellte er auf das betreffende Bett, das andere dicht daneben. Seine Messungen ergaben Streifen, in denen die Ionisation der Luft bis zu 100mal stärker als gewöhnlich war. Er entdeckte, daß die Strahlen auch in den höchsten Stockwerken unverändert vorhanden waren!

Weitere Messungen führten dann zu dem Ergebnis, daß

100 JAHRE HINWEISE AUF ERDSTRAHLEN

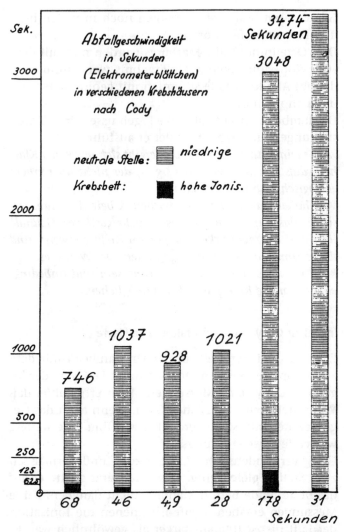

Das Bild zeigt die Abfallszeit der Elektrometerblättchen als Zeichen der Stärke der Ionisation. Die Abfallszeit neben dem Krebsbett war oft mehrere hundertmal länger als über dem Krebsbett: Rechts auf dem Bild: 31 Sekunden gegenüber 3 473 Sekunden.

es sich weder um Alpha- noch um Beta- oder Gammastrahlung handeln konnte. Es mußte sich daher um eine noch unbekannte Art von Strahlung handeln. Cody führte über 10 000 Messungen durch, wobei ihm ein Tagesrhythmus der Strahlung auffiel. War die Strahlung mittags am geringsten, so stieg sie nachts beträchtlich an. Er stellte weiter jahreszeitliche Schwankungen fest und Veränderungen je nach Wetterlage. Das erklärt auch die Zunahme von akuten Verschlimmerungen bei Kranken zum Zeitpunkt bestimmter Wetterlagen.
Cody legte dem Kongreß für Geophysik 1939 in New York seine Arbeit unter folgendem Titel vor: »Etude expérimentale de l'ionisation de l'air par une certaine radioactivité du sol.«
Die Feststellung, daß es sich um eine unbekannte Strahlung handeln müsse, beleuchtet auch schlaglichtartig die Forderung nach einer sogenannten »wissenschaftlichen« Meßmethode.

Weitere Standortuntersuchungen

Wie Cody in Frankreich untersuchten in Amerika die Herren Williams und Loreny das Phänomen der unbekannten Strahlung. Sie stellten unabhängig voneinander, aber übereinstimmend fest, daß die Strahlung in der Nacht 3mal stärker als am Tage war. Was das für die betroffenen Betten bedeutet, muß wohl nicht mehr erläutert werden.
Es kam der 2. Weltkrieg. Forschungen zum Segen der Menschheit fanden nun nicht mehr statt.
Schon 1946–49 arbeiteten die Wissenschaftler Dr. Wüst und Dr. Wetzel dort weiter, wo der Krieg die Forschungen unterbrochen hatte. Sie führten magneto-

metrische Messungen durch. 1951 führte Dr. Wüst, diesmal mit Dr. Petschke, Bodenfeuchtigkeitsmessungen durch.

1955 brachten die Herren M. Glaser und S. Wittmann ein Buch mit den Ergebnissen ihrer Forschung unter dem Titel: »Krebs und Reizzonen« heraus.

Ebenfalls 1955 erfolgten die Gammastrahlenmessungen von Dr. Wüst und Dr. med. Hartmann. Nachzulesen in dem Werk Hartmanns »Krankheit als Standortproblem«.

Dr. W. Herbst vom Radiologischen Institut der Universität Freiburg bestätigte durch seine Messungen in der Schweiz, die auch von Dr. Kaufmann und dem Radiästhesisten Endrös geäußerte Vermutung, daß es sich um Neutronenstrahlung handele. Er stellte einwandfrei den Austritt radioaktiver Emanation (Radon) fest.

Nachweis der Erdstrahlen

Im Kurhotel Habichtswald, Kassel, fand 1989 das erste Seminar für Geopathologie und Geobiologie statt. 30 Ärzte, Heilpraktiker, Architekten und Ingenieure aus dem gesamten Bundesgebiet und aus Österreich waren die Teilnehmer. Diesem Seminar werden monatlich weitere folgen, um möglichst bald flächendeckend die medizinische Versorgung der Bevölkerung mit ausgebildeten Geopathologen und Geobiologen sicherzustellen. Gelehrt wird das System der Geopathologie nach Kopschina.

Vor 30 unbestechlichen Zeugen gelang der Nachweis des Vorhandenseins geopathogener Zonen (Erdstrahlen). Ermöglicht wurde die Versuchsanordnung erst durch ein sicheres Abschirmmaterial gegen schädliche Strahlung. Dabei erzielten die Teilnehmer, die den Ver-

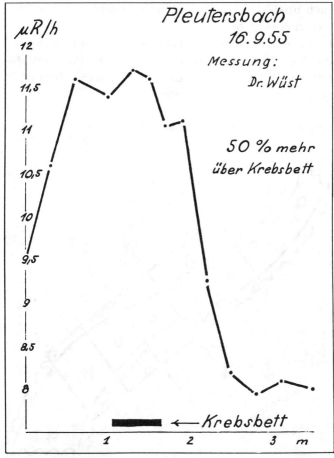

Dr. Wüst hat 1955 mit einem amerikanischen Vielfachzählrohr, das aus 24 Gamma-Zählrohren kombiniert und zur damaligen Zeit das modernste Zählrohr überhaupt war, über Wasserführungen und einem Krebsbett in Pleutersbach gemessen
(Nucleometer-Modell 299 der Detectron Corporation North Hollywood)
Drei Familienangehörige waren in dem Bett nacheinander an Krebs verstorben.
Die Messung ergab einen deutlichen Anstieg der Gamma-Strahlung über dem Krebsbett, nämlich 50%.

such unabhängig voneinander durchführten, zentimetergenaue Ergebnisse.

Damit war auch der Beweis erbracht, daß es nun erstmalig ein sicheres, dauerhaftes und überprüfbares Material zum Schutz gegen die verheerenden Wirkungen geopathogener Einflüsse gibt.

Beweise der Abschirmwirkung des Spezialkorks

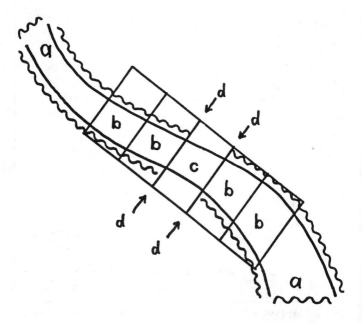

Auf einer zuvor mental gefundenen Wasserader a wurden mehrere unwirksame Holztafeln in Reihe verlegt b.
An einer bei jedem Teilnehmer veränderten Stelle wurde eine abschirmende Spezial-Korkplatte c verlegt. Alle Teilnehmer fanden die Punkte d, wo die Strahlung endete, zentimetergenau.
Selbstverständlich war die genannte Versuchsanordnung durch ein Tuch verdeckt.

Der von Kopschina als voll abschirmend entdeckte Spezialkork ermöglichte erstmalig die Versuchsanordnung. Auf einer gefundenen Wasserführung werden einige, den Korkplatten in den Maßen identische, wirkungslose Holzplatten in Reihe verlegt. An einer den Versuchsteilnehmern nicht bekannten Stelle wird anstelle der Holzplatte eine Korkplatte verlegt. Über das Ganze wird Stoff zur Abdeckung gelegt. Es gilt, die genaue Lage der Korkplatte zu finden, denn hier ist die Strahlung unterbrochen.

Die Personen, die den Versuch durchführten, fanden die Lage des Korks auf den Zentimeter. Somit ist das Vorhandensein der Strahlung bewiesen, denn niemand könnte Anfang und Ende einer eingebildeten Kraft lokalisieren! Damit wurde folgendes erreicht:
Erdstrahlen sind vorhanden. – Diese sind zentimetergenau zu lokalisieren. – Es gibt ein wirksames Schutzmaterial. – Untersuchungsergebnisse sind überprüfbar.

Das Geo-Gramm nach Kopschina

Beim Geo-Rhythmogramm nach Hartmann wird der Innenwiderstand des Menschen gemessen, dieser erhöht sich auf geopathogenen Zonen.
Um den Meßablauf zu vereinfachen, brachte Mersmann den Geo-Graph BPM 3009 heraus. Dieser Meß-Computer nimmt eine vorbestimmte Anzahl Messungen im vorgegebenen Tempo vor und druckt das Ergebnis dann aus.
Bei einer Vielzahl von Messungen mußte ich nun feststellen, daß doch sehr viele weitere Einflüsse das Meßergebnis am Menschen beeinflussen können, da der

Mensch auf alle Änderungen in seiner Umwelt mit vegetativen Regulationen reagiert.

Georhythmogramm, Widerstand in Ohm

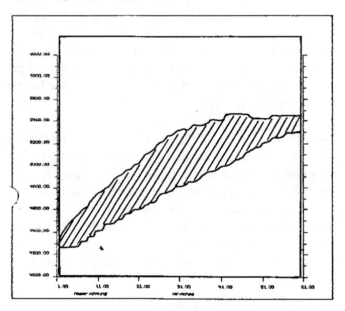

Daher kam ich auf eine andere Anordnung. Der Meß-Computer ließ sich in seinem Programm so ändern, daß acht Nachtstunden lang regelmäßig gemessen wird. An die Stelle des Menschen tritt eine Flasche mit physiologischer Kochsalzlösung, in diese ragen zwei Kupferelektroden herein.

Diese Anordnung stellt aufgrund der gleichen Metalle der Elektroden keine galvanische Batterie dar. Es gibt keinen Grund, daß sich in dieser Flasche eine Spannung aufbaut. Dennoch ergeben sich signifikant unterschiedliche Meßkurven auf neutralen und belasteten Plätzen.

Betrachten Sie die Abbildung auf der vorigen Seite: Die untere Zickzacklinie entstand auf neutralem Platz. Der Anstieg an sich ist Folge der Meßanordnung. Die obere Kurve zeigt nun den Verlauf auf einem gestörten Platz. Die schraffierte Fläche dazwischen ist Maß der geopathischen Belastung.
Die Methode erscheint mir äußerst vielversprechend, handelt es sich doch um eine reine physikalische Meßanordnung.

Bundesforschungsministerium läßt Erdstrahlen erforschen

Der ehemalige deutsche Bundesforschungsminister Riesenhuber hat einen Forschungsauftrag über 400 000,–DM erteilt, in dem es um die wissenschaftliche Erforschung der Erdstrahlung und »geopathogenen Reizzonen« geht.
Zunächst sollen die beiden Münchner Physik-Professoren Herbert L. König und Hans-Dieter Betz in einem auf zwei Jahre angelegten Forschungsprojekt klären, ob die Rutenfühligkeit gewisser Personen statistisch zu belegen ist – mit anderen Worten: ob es wirklich Menschen gibt, die unsichtbare Standortfaktoren – zum Beispiel elektromagnetische Felder – wahrnehmen können.
Dieser Forschungsauftrag ist das erste konkrete Resultat einer Arbeitsgruppe »Unkonventionelle Methoden der Krebsbekämpfung«, die das Bonner Gesundheitsministerium 1983 einberufen hatte, um im Rahmen des Gesamtprogrammes der Bundesregierung zur Krebsbekämpfung abzuklären, ob die »in breiten Bevölkerungsschichten vermutete Mitverursachung von Krebserkrankungen durch Erdstrahlen« – wie es aus dem Forschungsministerium heißt – begründet ist.
Der Auftrag zur Erforschung der »Wünschelruten-Reaktion« ist nur ein Teil des von der Arbeitsgruppe in Aus-

sicht gestellten Forschungsprogramms, das auch die geographische Verbreitung möglicher Schäden und deren Bezug zu geologischen Strukturen umfassen soll. Für die Erteilung des Forschungsauftrages hatte sich vor allem die Gattin des Exbundespräsidenten, Frau Dr. Veronica Carstens, eingesetzt. *»Wenn es stimmen sollte, daß bei der multifaktoriellen Krankheit Krebs ein Faktor obligatorisch dabeisein sollte, nämlich der Einfluß von unterirdischen Wasseradern, dann ist es nicht zu verantworten, daß man diesem Phänomen nicht mit großer Intensität durch physikalische Forschungen nachgeht«*, meinte sie unlängst dazu.

Die Erteilung des Forschungsauftrages wurde natürlich sofort heftig kritisiert. »Ein zweifelhaftes Vorhaben« nannte der »Spiegel« – der in solchen Dingen noch nie anders als zynisch hat berichten können – das Forschungsprojekt, das ihm auch deshalb nicht gefiele, weil König und Betz von vornherein als »Rutengläubige« bekannt seien. Offenbar disqualifiziert sich in den Augen des »Spiegel« ein Wissenschaftler bereits schon dann, wenn er die Radiästhesie nicht schon von Anfang an als Aberglaube ablehnt.

König war jedoch schon immer sehr skeptisch und vorsichtig in seinen Ausführungen. Auch ist er durchaus nicht der einzige Wissenschaftler, der zugesteht, daß an Erdstrahlen und Rutengehen zumindest »etwas dran sein könnte«.

100 JAHRE HINWEISE AUF ERDSTRAHLEN

Physik-Professoren beweisen besondere Fähigkeiten von Wünschelrutengängern

Von Peter Berger
München

»*Die Münchner Physik-Professoren Hans-Dieter Betz und Herbert König erforschten zwei Jahre lang das Phänomen des Rutengehens. In einem ›Wünschelruten-Report‹ ... kommen die Wissenschaftler zu dem Ergebnis: ›Einige Rutengänger wiesen eine außerordentlich hohe Treffsicherheit auf, welche nicht durch den Zufall erklärt werden kann.‹ Das Bundesministerium für Forschung und Technologie förderte das Projekt mit 400 000,- DM. Professor Betz sagte: ›Wir wollten wissenschaftlich korrekt die alte Streitfrage klären: Gibt es Menschen, die mit einer Wünschelrute auf bislang unbekannte ortsabhängige Reize reagieren können?‹*

Die Wissenschaftler begannen ihre Experimente mit 500 Rutengängern, die sie bei entsprechenden Vereinen angeworben hatten. ...

Professor Betz sagt: ›Mit allen Personen führten wir Voruntersuchungen durch, um festzustellen, wer über die Fähigkeiten eines Rutengängers verfügen könnte. In der Mehrzahl war diese Fähigkeit nicht nachzuweisen. Am Ende blieben zwei Dutzend Personen übrig, die anscheinend darüber verfügten. Mit ihnen forschten wir weiter.‹

Die Professoren führten in 100 Testtagen 10 000 Einzelexperimente auf 50 Versuchsstrecken in Bayern, Hessen und Baden-Württemberg durch. Zwei Experimente waren für das Ergebnis der Forschungsarbeit entscheidend. Im Erdgeschoß einer Scheune nördlich von München installierten die Physiker eine Wasserleitung. Die Wasserleitung konnte auf einer Strecke von zehn Metern seitlich verschoben werden. Im Geschoß darüber wurde eine dreizehn Meter lange

Teststrecke festgelegt. Sie verlief quer zur Lage des Wasserrohres. Beide Räume hatten keine Sichtverbindung zueinander.

In einem dritten Raum wurde ein Zufallsgenerator eingeschaltet. Er bestimmte die Position des Wasserrohres im Erdgeschoß. Anschließend mußte der Rutengänger die Teststrecke begehen und die Position des Wasserrohres herausfinden. ...

Professor Betz: ›Unser bester Proband, ein Wasserbau-Ingenieur aus Hessen, entdeckte bei zehn Versuchen viermal die exakte Position der Wasserleitung. Bei den übrigen Versuchen kam er der exakten Position oftmals sehr nahe. Die Wahrscheinlichkeit, daß es sich um einen Zufall handelte, liegt bei unter einem Promille.‹

... Während der Tests entdeckte der Ingenieur auf einer Wiese in Hessen eine Stelle, über der er eine besonders starke Reaktion verspürte. ... Die Entdeckung der Stelle führte zu der zweiten aufschlußreichen Testreihe.

Über die Stelle wurden vier jeweils 2,7 Meter lange Bretter gelegt. Den Testpersonen wurden die Augen verbunden. Sie mußten mit ihren Wünschelruten an unterschiedlichen Positionen starten, die ebenfalls ein Zufallsgenerator vorgab.

Ein Proband gab bei 50 Rutengängen 34mal eine Position an, die innerhalb einer Strecke von einem Meter über der Stelle lag. Weitere Probanden erzielten ähnliche Ergebnisse. Professor Betz sagt: ›Auch hier lag die Wahrscheinlichkeit eines Zufalles bei unter einem Promille.‹ Das Fazit von Betz: ›Rutengänger überschätzen sich meist maßlos in ihren Fähigkeiten. Dennoch: Das Phänomen des Rutengehens existiert mit an Sicherheit grenzender Wahrscheinlichkeit.«

(Welt am Sonntag, 2.4.1989)

100 JAHRE HINWEISE AUF ERDSTRAHLEN

Bergsmann forscht in Österreich[3]

»*Die IAG-Geobiologen bleiben angehalten, alles, was bisher schon physikalisch meßbar ist, auch physikalisch, d. h. in international normierten Maßeinheiten, zu messen. Hierzu gehört selbstverständlich, daß man sich mit den entsprechenden Meßgeräten versieht, so daß man dieser Forderung gerecht werden kann. Neben derartigen direkten physikalischen Messungen sind aber auch indirekte Messungen möglich. Solche indirekten Messungen ergeben sich, wenn man mit Hilfe bestimmter Meßmethoden am Menschen selbst mißt, wie dies z. B. durch Hautwiderstandsmessungen oder durch den elektromagnetischen Bluttest gegeben ist. Dabei ist jedoch zu beachten, daß alle derartigen Messungen am Menschen ausschließlich in das Ressort der Ärzte und Heilpraktiker fallen. Daraus ergibt sich, daß die Nichtmediziner unter den Geobiologen für den Bedarf an indirekten Messungen die Kooperation mit dem Arzt oder Heilpraktiker suchen müssen.*
Im wesentlichen geht es dabei um die sog. Störzonen oder Reizzonen und um die Gitternetzkreuzungen. Doch zunächst zu den heute feststehenden wissenschaftlichen Sachverhalten!
Die hier charakterisierte Intention des IAG findet ihre wissenschaftliche Bestätigung in den Forschungsergebnissen Bergsmanns, der den Nachweis geopathogener Standorteinflüsse auf den Menschen führte. Dabei ging er von Störzonen aus, die von Geobiologen (Radiästhesisten) gemutet worden waren. Mit anderen Worten: Die Ausgangslage für

---

3 Das Folgende und weitere mit IAG beim Namen des Autors gekennzeichnete Beiträge sind entnommen dem Bericht: Risikofaktor Standort, II.-IAG-Kongreß, 9.-11.10.1992, Mainz-Finthen.
IAG-Internationaler Arbeitskreis für Geobiologie e.V., Frankfurt am Main, Nonnenpfad 37.

seine objektiven Messungen gründeten auf subjektiven Befunden!

Für diese wissenschaftlichen Forschungsarbeiten stellte das Österreichische Bundesministerium für wirtschaftliche Angelegenheiten die entsprechenden finanziellen Mittel bereit.

Dafür dürfen wir, die wir in gemeinnützigen Vereinen ehrenamtlich tätig sind, besonders dankbar sein, weil es uns nämlich nicht möglich gewesen wäre, die erforderlichen Mittel zu einer eigenständigen Forschung aufzubringen.

Wegen der eminenten Bedeutung der Bergsmannschen *Forschungsergebnisse für die Geobiologie seien sie hier – gewissermaßen als Extrakt – zitiert;* Bergsmann *faßt zusammen: ›Wenn eine Wirkung der Reizzonen nachgewiesen werden kann, beruht diese nicht auf dem Vorkommen geheimnisvoller Erdstrahlen, sondern wird durch Diskontinuität der normalen physikalischen Parameter der Erdoberfläche hervorgerufen.*

Die Wirkung von Reizzonen wird durch Diskontinuität der normalen physikalischen Parameter der Erdoberfläche hervorgerufen.

Die normalen Regulationsvorgänge des Organismus arbeiten mit so geringen Steuerenergien, daß sie schon durch minimale Variationen externer physikalischer Größen verändert werden können.

Die in den Reizzonen eventuell zur Wirkung kommenden Reizquanten müssen in den Bereich der ultraschwachen Energien eingeordnet werden und sind mit hoher Wahrscheinlichkeit so gering, daß die Betriebsenergie des Organismus durch sie nicht verändert werden kann. Hingegen können sie groß genug sein, um in die mit minimalen Energien arbeitenden Regel- und Bezugssysteme störend einzugreifen.

Die Untersuchung der biologischen Wirksamkeit der Reizzonen muß daher, wie jede Untersuchung ultraschwacher Wirkgrößen, darauf abgestimmt werden, Störungen und

100 JAHRE HINWEISE AUF ERDSTRAHLEN

Variationen von Regelvorgängen zu erfassen, die bei Verweilen in der Reizzone auftreten. Dabei ist zu betonen, daß diese Regulationsstörungen als Risikofaktoren und nicht als Krankheit gewertet werden müssen.‹

Im Rahmen des Bergsmannschen Projektes wurden 24 biologische Parameter bzw. Phänomene an 985 Versuchspersonen in 6 943 Untersuchungen bestimmt. Es wurden über eine halbe Million Meßdaten verarbeitet. Als Ergebnis formuliert Bergsmann:

›Die Wirkung von standortabhängigen Faktoren auf Regelsysteme des menschlichen Organismus ist dadurch zweifelsfrei nachgewiesen, und es erhebt sich die Frage, an welchem Substrat, Subsystem oder System die standortabhängigen Kräfte primär angreifen.‹

Wir wissen seit langem: Die von Bergsmann als ›Reizzonen‹ gezeichneten Bereiche üben einen bestimmten Einfluß auf den Zustand des menschlichen Blutes aus.

Das Blut des gesunden Menschen weist in seinem atomaren resp. molekularen Aufbau einen geordneten Spin auf. Nach Aschoff bezeichnen wir diesen Zustand als ›magnetisch‹. Über einer Reizzone wird diese geordnete Spinausrichtung gestört. Das Blut kippt aus dem magnetischen in den ›elektrischen‹ Zustand. Die geordnete Spinausrichtung hat sich in eine ungeordnete verändert. Die Begriffe ›magnetisch‹ und ›elektrisch‹ sind von Aschoff eingeführte medizinische Hilfsbegriffe.«[4]

Über einer Reizzone wird die Spinausrichtung des Blutes gestört.

Bereits 1966 wurde berichtet, daß sich Krebs- und Leukämie-Zellen von Normalzellen durch ihr unterschiedliches Verhalten im Magnetfeld unterscheiden.

1970 wurde vom Leiter des biophysikalischen Labors

---

4 Heinz Müller, IAG

der Nasa die Depolarisation als signifikanter Faktor des Krebswachstums bezeichnet.

Prof. E. Zeitler vom radiologischen Zentrum am Klinikum Nürnberg berichtete im Mai 1981, daß sich Krebsgewebe deutlich durch seinen Spin vom gesunden Gewebe unterscheidet.

Den Zusammenhang mit dem Krebsgeschehen bestätigten 1986 auch die Amerikaner, die aufgrund der Spin-Änderungen im Blut Krebspatienten sogar im Blindversuch ermitteln konnten.

Die in den letzten Jahren vorgenommenen Messungen mit SQUID-Magnetometern haben gezeigt, daß es sich bei den elektromagnetischen Vorgängen im Krankheitsherd um kaum vorstellbar kleine Intensitäten handelt, die 100 Millionen Mal schwächer als das Erdmagnetfeld sind.

Die geopathogenen Zonen und ihre Wirkung

Geopathogene Störzonen

Einführung in die Problematik

Dieses Buch handelt von den sogenannten Erdstrahlen oder besser gesagt den geopathogenen Störzonen. Es gilt also genauestens herauszuarbeiten:
Welche Strukturen sind krankheitserregend?
Wie unterscheiden sich diese von anderen Strukturen?
Was ist das Besondere an diesen Zonen?
Welcher Art ist die pathogene Energie?
Wie wirkt diese auf den Menschen?
Viele werden sagen, das ist doch ganz einfach; über Wasseradern wird man krank, das wußten schon unsere Vorfahren. Schließlich hat doch Freiherr v. Pohl alle Krebskranken über Wasseradern gefunden.
Eine Vielzahl Rutengänger findet Tag für Tag sogar Wasseraderkreuzungen, erst diese Kreuzungen sollen gefährlich sein.
Dr. Hartmann entdeckte eine gitterförmige Struktur des Erdmagnetismus, etwa 2 m zu 2.50 m. Er postuliert, daß die Kreuzungen dieses Gitters die wahren Krebspunkte seien.
Andere finden Verwerfungsbrüche im Erdinneren.
Ist das nach Dr. Hartmann benannte Gitter in nord-

süd-Richtung ausgerichtet, so entdeckte Dr. Curry ein Diagonalgitter.

Benker findet noch ein 10-m-Gitter, Dr. Oberbach entdeckt den PWL-Laser, und Schneider wiederum spricht von »induzierten Kreuzungen«.

Das Finden neuer Gitter wird zur Pflichtübung engagierter Rutengänger.

Es sind nicht mehr die Verwirrungszonen der Erde, die so gefährlich sind – nein, die babylonische Sprachverwirrung aller sogenannte Fachleute führt zu tragischen Fehlbeobachtungen, aber nicht zur Hilfe.

Es ist wie mit den Religionen. 280 Weltreligionen glauben, die Wahrheit gepachtet zu haben. Es kann aber nur *eine* Wahrheit geben!

Rutengänger einer bestimmten Schule vertreten stur ihre festgefahrene Meinung, ergänzt durch einsame Aha-Erlebnisse. Kommen einige von ihnen dann in meine Seminare, so ist die vorherrschende Einstellung: Lieber Gott, laß mich nicht wanken in meinen Vorurteilen.

Wenn ich im Folgenden versuche, die »tatsächlichen« Verhältnisse darzustellen, so unterstellen Sie mir bitte keine Überheblichkeit. Auch ich erlebe zur Genüge, daß unser Wissen von heute der Irrtum von morgen sein kann. Dennoch möchte ich hervorheben: meine Kollegen und ich verfolgen jeden Fall von Anfang bis Ende. Wenn also am Ende der Therapie Heilung die Regel ist, kann auch der theoretische Ansatz nicht grundsätzlich falsch sein. Dabei müssen wir stets offen sein für Anregungen, die durchaus zu gewissen Differenzierungen führen.

Wasseradern

Hier sind sich alle Autoren einig. Das Schlafen oberhalb einer Wasserführung ist immer gesundheitsschädigend. Freiherr v. Pohl fand alle Krebspatienten auf einer solchen.

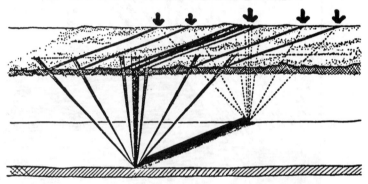

5 STRAHLUNGSZONEN

UNTERIRDISCHE WASSERADER

In einer zweijährigen Studie in einer deutschen Kleinstadt fand ich nur einen an Krebs Erkrankten oberhalb einer Wasserführung, die an dieser Stelle zudem vom 10-m-Gitter gekreuzt wurde. Alle anderen Fälle betrafen 10-m-Gitterkreuzungen. Wie ist dieser Widerspruch zu erklären? V. Pohl kannte noch keine Gitternetze. Die andere Art heutigen Bauens ist es, die uns eine Klärung ermöglicht. V. Pohl konnte gar keine Gitter finden, selbst wenn er darum gewußt hätte, denn in Häusern alter Bausubstanz findet sich nur selten schädliche Gitternetzstrahlung. Andererseits waren damalige Wasserführungen wesentlich häufiger und mächtiger als heute aufgrund des stetig absinkenden Grundwasserspiegels.

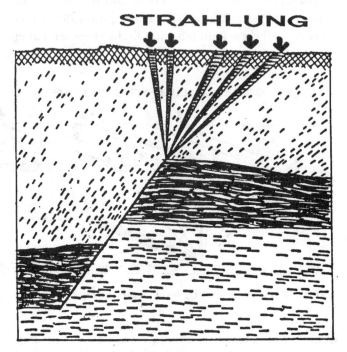

Verwerfungszonen

Diese finden sich oberhalb gewisser tektonischer Zonen oder auch in Bergbaugebieten. Die Auswirkungen sind die gleichen, wie beim Wasser, also krankheitserregend. Insgesamt werden Sie nicht allzu häufig auf eine derartige Zone stoßen, aber Sie müssen dennoch stets damit rechnen.

Radonemanation

Ich werde oft gefragt, wieso man in radonhaltige Bergwerke fährt, um zu kuren, wenn diese Strahlung schädlich sei? Radon, also natürliche Radioaktivität Nacht für Nacht am Bett ist höchst gefährlich. Dagegen stellt ein kurzer Grubenaufenthalt eine erwünschte Reiztherapie dar. Man sieht mal wieder: Die Dosis bestimmt, wann etwas zu Gift wird.

Die Gitternetze

Wir werden sehen, daß es mindestens zwei Gitternetze gibt. Da im übrigen eine allmähliche Annäherung der unterschiedlichen Schulen erforderlich ist, schlage ich hier vor, daß wir die Bezeichnung Globalgitternetz für alle vorhandenen Gitter reservieren und nicht allein das Hartmanngitter darunter verstehen. Da das von Dr. Hartmann gefundene Gitter seinen Namen trägt, ist gebührend seine Leistung gewürdigt. Andere Autoren schreiben sogar Peyre, Paris, die Entdeckung der Gitternetze zu.
Bereits 1937 auf zwei wissenschaftlichen Kongressen und dann 1947 in seinem Buch: »Kosmisch-tellurische Strahlen« berichtete dieser über seine Entdeckungen.

Das Hartmanngitter

Dr. Hartmann entdeckte an der Stelle schwerster Erkrankung eine Kreuzung einer rechteckigen Struktur des erdmagnetischen Feldes. Die Maße sind etwa

2 m x 2.50 m. Diese Kreuzungen ernannte man dann bald zu Krebspunkten, denn bei jedem an Krebs Erkrankten fand sich eine solche Kreuzung.

Ein verhängnisvoller Irrtum, wie wir bald sehen werden. Ich habe noch keine Zeichnung eines Rutengängers gesehen, in denen das Hartmanngitter fehlt. Dann hat ein Schlafzimmer durchschnittlicher Größe 10 Krebspunkte.

Wäre es so, die Erde wäre unbewohnbar. Verehrtester Rutenspezialist, wo schlafen Sie selbst? Da bleibt doch nur noch die Speisekammer oder der Balkon.

Der inzwischen verstorbene Dr. Hartmann erkannte selbstverständlich dieses Dilemma. Er schreibt selbst sinngemäß:

Ich fand zwar an jedem ernsten Krankheitsherd eine meiner Kreuzungen, aber nicht auf jeder Kreuzung einen Erkrankten. Da gilt es noch zu forschen. Und dann in Klammern: Doppelzonen?

Abschließend bleibt somit festzustellen:

Das Hartmanngitter alleine macht nicht krank, somit muß es auch nicht ermittelt werden!

Das 10-m-Gitter (Benkersches Kubensystem)

Etwa 1960 entdeckte der Rutengänger Anton Benker eine erdmagnetische Struktur, nord-süd gerichtet, mit den Maßen 10 x 10m. Da auch in der Höhe von je 10m eine Art Dach zu finden war, sprach er von dem Kubensystem. Er stellte ganz richtig fest, daß sich Deckungsgleichheit mit dem Hartmanngitter ergibt.

4 x 2.50m = 10m, aber auch 5 x 2m = 10m.

Dies ist die Ursache für die hohe Pathogenität der Doppelzonen und Doppellinien!

Zwei unterschiedliche erdmagnetische Energiefelder

decken sich. Sozusagen ähnlich einer Interferenz bilden sich energetische Verwirrungszonen. Als Resultat erhalten wir Erdstrahlen, die bis heute weit mehr Bedeutung haben als die Strahlen der Wasseradern. Ein Schlafplatz auf dem Verlauf des Doppelgitters ist eine Qual. – Ein Schlafplatz auf einer Doppelkreuzung ist die Hölle. Das sind die tatsächlichen Krebspunkte.

Das Wissen um dieses Gitter war nie weit verbreitet und zuletzt kaum noch bekannt.

Hier ist der Grund für die angeblich so häufigen Wasseraderkreuzungen zu finden. Aufgrund der Fließrichtung des Wassers ist eine Kreuzung zwar nicht unmöglich, dennoch so gut wie nie vorhanden. Kenne ich das 10-m-Gitter nicht, wird dennoch meine Rute dort ausschlagen, und der Ausschlag wird dann fehlinterpretiert als Wasseraderkreuzung.

Den »Dächern« dieses Systems alle 10m müssen wir, wie die Praxis zeigt, keine erhebliche Bedeutung beimessen. Die Gitter selbst sind nur erdmagnetische Strukturen mit allerfeinsten Potentialdifferenzen. Das eigentlich Schädliche sind, wie wir noch sehen werden, hochenergetische Materie-Partikel, die ausschließlich ihren Weg senkrecht von unten nach oben nehmen.

Das Diagonalgitter nach Curry

Dr. Curry fand ein diagonal dem Hartmanngitter verlaufendes Gitter. In Zeichnungen wird dieses Gitter meist punktiert dargestellt, da es sehr umstritten ist. Findet man die zwei ersten Gitter immer und überall, so findet man Diagonallinien nur gelegentlich. Dr. Hartmann, andere und auch ich bestreiten die Existenz dieses Gitters. Stängle bestreitet überhaupt alle Gitter, was den Wert seiner Ermittlungen zumindest tangiert. Was kann die Erklärung sein? Ich habe folgende anzubieten: Pathogene Diagonallinien sind gar nicht so selten, sie sind aber nicht Folge einer Struktur, sondern Folge von Reflexen! Steht ein wie auch immer gestalteter Metallgegenstand auf einer 10-m-Kreuzung (Lampe, Stuhl usw.), beginnt hier ein Diagonalstrahl, ebenso pathogen, wie das 10-m-Gitter selbst. Dieser Diagonalstrahl verläuft fast waagerecht! Steht ein Reflektor auf dem Verlauf eines 10-m-Gitters, kann ebenfalls ein waagerechter Reflex entstehen. Vielleicht die Ursache für ein scheinbar vorhandenes 5-m-Gitter.

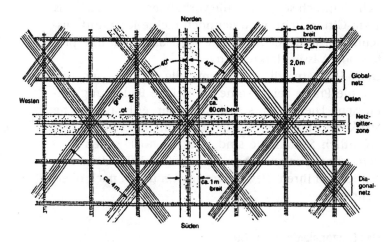

Die obere Abbildung zeigt die übliche Darstellung der Gitternetze. Das waagerechte Gitter = Hartmanngitter,
das diagonale = Currynetz,
als Kreuz in der Mitte angedeutet, das 10-m-Gitter (Benker).
Die Abbildung erfaßt einen Raum von 15 x 8 m.
Wenn die Verhältnisse so wären, wo sollen die Betten stehen?
Läßt man das Hartmanngitter, da nicht pathogen, fort und ebenso das Currynetz, da es in dieser Form nicht existiert, bleibt eine tatsächlich verheerende Doppelzone mit Kreuzung (10 m) übrig. (oben rechts).

DIE GEOPATHOGENEN ZONEN UND IHRE WIRKUNG

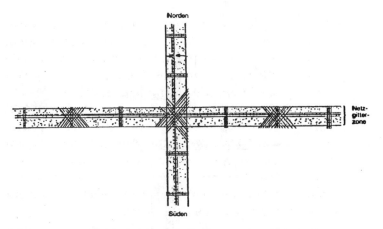

Es folgen nun zwei Originalzeichnungen Benkers zu seinem Kubensystem.
Im Unterteil des unteren Bildes sind deutlich die Hartmannfelder im
10-m-Raster zu sehen. Die senkrechten »Wände« und Kreuzungen sind
noch pathogen.
Den »Dächern« kommt erfahrungsgemäß keine Bedeutung zu. Die STRAH-
LUNG kippt nicht um, sondern verbleibt in der Senkrechten.

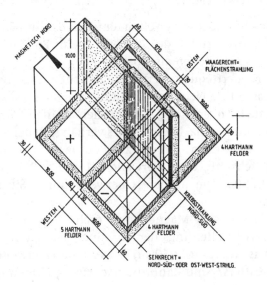

DIE GEOPATHOGENEN ZONEN UND IHRE WIRKUNG

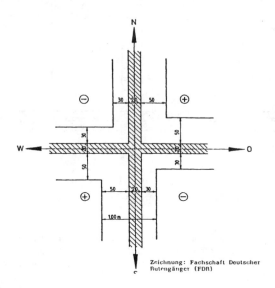

Zeichnung: Fachschaft Deutscher Rutengänger (FDR)

Gibt es weitere Gitter?

Bei hochfrequenten Wellen entstehen eine Vielzahl von Oberwellen. Hat der Sender z. B. eine Frequenz von 1 MHz, so entstehen als Oberwellen: 2, 4, 8 16, 32 usw. MHz. Niederfrequenz verhält sich nicht anders. Belaste ich das 50-Hz-Netz mit induktiven oder kapazitiven Verbrauchern, entstehen Oberwellen bis in den Bereich der Hochfrequenz. Nicht anders verhält sich der Schall. Schlagen Sie einen Ton von z.B. 800 Hz an, dann haben Sie gleichzeitig die Oberwellen: 1 600, 3 200, 6 400 und 12 800. Die nächste Oberwelle hören Sie nicht mehr.

Warum soll sich Magnetismus nicht ähnlich verhalten? Das ist allerdings derzeit reine Spekulation. Vielleicht ist das 2-m-(2,50 m) Gitter eine Oberwelle des 10-m-Gitters? Sind dann die nächsten größeren Gitter

DIE GEOPATHOGENEN ZONEN UND IHRE WIRKUNG

50 m oder 250 m oder mehr. Vielleicht ist die Grundwelle der Erdumfang oder Durchmesser?

Für die Ermittlung pathogener Zonen ist diese Überlegung jedoch relativ bedeutungslos. Jedes dieser Gitter wäre dann gleichzeitig ein 10-m-Gitter und würde als solches gefunden.

Kleinere Gitter sind ebenfalls denkbar, aber für den Menschen auf keinen Fall pathogen, sonst wären wir alle ständig betroffen. Als »Leitstrahlen« für tierische Bauten, wie Bienenwaben, Ameisenhügel usw. sind sie jedoch durchaus denkbar.

Plus- und Minus-Felder

Ob Hartmann oder Benker, sie bezeichnen die sich aus der Struktur ergebenden Felder mit Polaritäten. Einmal plus, einmal minus. Benker verlangt, man solle im Plusfeld arbeiten und im Minusfeld schlafen. Der gesamte Wohnungsbestand zerteilt in zwei unterschiedlich wirkende Bereiche. Vergessen Sie das alles. Erstens ist es ohnehin nicht machbar. Zweitens sind die Strukturen nicht absolut stabil; und drittens sind die Potentialdifferenzen minimal. Die absolute Stärke des erdmagnetischen Feldes hat keinen Einfluß auf unsere Gesundheit.

Statischer Magnetismus hat keine Bedeutung. Erst rhythmische Schwankungen können Schäden verursachen. (Elektromagnetismus mit z.B. 50 Hz.)

Tabelle der meßtechnischen Nachweise geopathogener Reizzonen

Einige Geräte, mit denen Forscher geopathische Störzonen orteten:

Lokalvariometer von Wüst
UKW-Feldstärkemeßgerät von Hartmann
Infrarotmeßgerät von Schwamm
Geoskop von Rambeau
Elektroskope von Cody
Magnetometer von Wüst und Wetzel
Gammastrahlenmessung von Wüst und Hartmann
Radonmessung von Herbst
Color Plate von Knapp
Geo-Gramm von Kopschina

Wie wirken geopathogene Zonen?

Neutronen oder Wellenstrahlung?

Auch ich kann und darf mich irren, besonders auf einem Gebiet, bei dem uns die Wissenschaft aus Ignoranz allein ließ. Und doch – eine Auseinandersetzung, meine ich, sei zum Verständnis der gravierenden Folgen geopathogener Zonen erforderlich. Die Frage ist: Sind es Ionen bzw. kleinste, aber hochenergetische Partikel, die hier krank machen, oder ist es Wellenstrahlung?

Die Vielzahl verschiedener Strukturen geopathogener Zonen läßt eine Vielzahl mental feststellbarer scheinbarer Wellenlängen entstehen, besonders im Kreuzungsbereich. Diese Wellenlängen korrelieren durchaus mit bestimmten Krankheitsbildern. Es ist aber unzweckmäßig, sich mit diesen Wellenlängen zu befassen. Das verführt allenfalls dazu, mit bestimmten Entstörmaßnahmen eine als besonders pathogen erachtete Welle zu kompensieren. Damit würde nicht Gesundung erreicht, sondern allenfalls eine andere Art der Erkrankung. Es gilt die gesamte Zone zu entstören, dann sind auch keine Wellen mehr feststellbar.

In unzähligen Fällen mußte ich feststellen, daß eine bestimmte Maßnahme eines Rutengängers zur Eliminierung einer Wellenlänge oder deren örtlicher Verlegung führte, an der Pathogenität des Standortes hatte sich nichts, aber auch gar nichts geändert.

Nur Partikelstrahlung kann solch verheerende Wirkung haben, wie es geopathische Zonen verursachen.

Nun – was spricht für meine Ansicht?

In der praktischen Arbeit werden Sie feststellen, daß der Patient Ihnen die Strahlung »mitbringt«! Sie können genauestens am Körper die partielle Verteilung ermitteln. Ebenfalls »strahlen« das Blut und der Urin der Betroffenen, und das noch nach Monaten oder Jahren. Mikrowellen dagegen kann man nicht mitbringen. Selbst wenn Sie Ihre Hand im Mikrowellenherd schmoren ließen, Sie brächten allenfalls eine verbrannte Hand mit in die Sprechstunde. Das gleiche gilt für alle Wellenstrahlung.

Ich behaupte: Die Wellenstrukturen sind Beiwerk – Interferenzen – das krankmachende Agens sind Neutronen.

Dr. Aschoff schreibt 1978: *»Die einzige von der Schulmedizin anerkannte Krebsursache, ionisierende Strahlung, wird für die ionisierende Erdstrahlung abgelehnt. Diese ionisierende Erdstrahlung hängt mit dem Reizzonenproblem zusammen, das seit über 50 Jahren von Rutengängern und biologischen Ärzten als kausale Krebsursache angesehen wird.«*

Dr. P. G. Seeger schreibt: *»Ferner läßt sich eine veränderte Ionisation nachweisen. Über Wasserläufen überwiegen die positiven Ionen. – ... gebremste Neutronen, Alpha-, Beta-Strahlung. – ... Bürklin (1965), der sie (die Strahlung) nach*

Passage durch Bremstürme mit Graphit und Paraffin deutlich machen konnte, war in der Lage sie als Neutronen zu identifizieren. – ... G. Schubert (1948) unterstreicht, daß Neutronenstrahlung *zwischen Neutronen und Protonen eine* wird durch Wasser *wechselseitige Beziehung besteht, indem sie* abgebremst. *sich unter Strahlenaussendung ineinander umwandeln. – ... Da die Neutronen als ungeladene Teilchen nicht zur Ionisation fähig sind, übertragen sie ihre Energie auf Protonen oder Atomkerne, die einen Rückstoß erfahren. Auf dem Wege über Rückstoßprotonen können Neutronen im biologischen Gewebe, in dem Wasserstoff reichlich vorhanden ist, sehr wirksam sein. Als Ergebnis elastischer Stoßprozesse zwischen eingestrahlten Neutronen und ruhenden Atomkernen des Wasserstoffs sind die sogenannten Rückstoßprotonen anzusehen, die außerordentlich dichte Ionisation längs ihrer Bahnen hervorrufen und dadurch biologisch wirken können. Neutronen besitzen eine Bewegungsenergie bis zu mehreren Millionen Elektronenvolt, sie werden im pflanzlichen und tierischen Gewebe absorbiert und rufen selbst in tiefen Gewebsschichten biologische Wirkungen hervor, die denen der Röntgen- und Radiumstrahlen vergleichbar sind. Die Wirkung der Neutronenbestrahlung ist je Dosiseinheit der einer Röntgenbestrahlung überlegen. Unter Neutroneneinwirkung treten typische Zellkernveränderungen auf, die stärker sind als durch gleiche Dosen Röntgenstrahlung. (Marshak und Bradley).«*

Einen weiteren Gesichtspunkt möchte ich noch einbringen. Wir haben als materialisierte Wesen nur Zugang zu dem kleinen Teil der materiellen Schöpfung. Unser physikalisch-technisches Weltbild beschränkt sich auf das durch uns Menschen Machbare.

Wir sind keinesfalls Schöpfer – allenfalls Zerstörer!

DIE GEOPATHOGENEN ZONEN UND IHRE WIRKUNG

Unsere Kenntnisse der atomaren Strukturen resultieren allein aus deren Zerstörung. So reduziert sich unser Wissen auf ganze drei Atomteilchen, denen wir drei spezifische Strahlenwirkungen zuschreiben:

Protonen + Neutronen = Alphastrahlung
Elektronen = Betastrahlung
Neutronen = Gammastrahlung

An der Grenze zwischen Materie und Energie sind uns noch die allerkleinsten Teilchen, die Photonen bekannt.

Daß die wirklichen Verhältnisse vermutlich wesentlich komplexer sind, lassen uns die Versuche in den großen Kernbeschleunigern erahnen.

Die pathogene Strahlung, die immer dann entsteht, wenn der Erdmagnetismus bzw. die Neutronen »abgebremst« werden, resultiert nicht aus der Zerstörung der Materie, sondern aus Materialisation der Energie. So wäre es durchaus denkbar, daß Teilchen entstehen, die wir aufgrund unserer Denkweise in das starre Schema »Alpha, beta, gamma« pressen, womit wir auch deren Wirkung recht nahe kommen, es sich in Wirklichkeit aber um durchaus modifizierte Teilchen handelt.

Pathogene Strahlung entsteht durch Materialisation von Energie.

Abgebremste Neutronen

»Analog zu den Forschungen Otto Hahns gingen wir davon aus, daß durch den Beschuß des biologischen Organismus mit abgebremsten Neutronen die Kernspinfrequenz der betroffenen atomaren Bestandteile dieses Organismus beeinflußt wird, so daß in der Folge einer solchen Resonanz Veränderungen im biologischen Geschehen in solchen Regio-

nen des Körpers stattfinden können, die bis zur Bösartigkeit gehen. Hahn und Strassmann fanden nämlich, ›daß beim Zusammenstoß von Uran mit langsamen Neutronen ein ganz neuartiger Kernprozeß auftrat, den sie mit Kernspaltung bezeichneten. Die vom Neutron getroffenen Urankerne teilen sich offenbar in zwei gleiche Hälften. Diese beiden Hälften, die ja stark elektrisch geladen sind, müssen, wegen der elektrostatischen Abstoßung, mit außerordentlich großer Geschwindigkeit auseinanderfliegen. Dieser Effekt, der, wenn man nach ihm sucht, leicht zu beobachten ist, wurde sofort von mehreren Seiten unabhängig voneinander bestätigt, nämlich in Kopenhagen, Paris, Washington, Baltimore und Wien. Die bei einer Spaltung freiwerdende Energie ergab sich zu etwa 170 MeV. Die Theoretiker waren anfangs sehr erstaunt, fanden aber bald, daß nach dem Bild, welches sie sich vom Atomkern machten, der beobachtete Effekt auch durchaus zu erwarten war.

Eine einfache Rechnung ergab, daß Atomkerne mit einer Ladung von rund hundert Elementarquanten nur einen ganz geringen Anstoß brauchten, um sich in zwei Hälften zu teilen. Der Energiebedarf für die Teilung sollte um so kleiner sein, je größer die Kernladungszahl war ...‹

Nun wurde uns zu diesem wissenschaftlichen Sachverhalt, daß nämlich langsame Neutronen beim Auftreffen auf Urankerne zur sog. Kernspaltung führen, ein weiteres wissenschaftliches Faktum über die Wirkung langsamer, also abgebremster bzw. thermischer Neutronen durch eine Entwicklung amerikanischer Ingenieure zuteil. In einer Veröffentlichung in der ›Welt am Sonntag‹ Nr. 39, S. 11 vom 24.9.1989 heißt es:

›Amerikanische Ingenieure haben ein neues Verfahren zur besseren Ortung von Explosivstoffen entwickelt: die Neutronen-Analyse.

Bombenanschläge durch Terroristen sind neben menschli-

DIE GEOPATHOGENEN ZONEN UND IHRE WIRKUNG

chem und technischem Versagen die größte Gefahr für die Luftfahrt. Die bisher übliche Methode, Koffer und Taschen mit Röntgenstrahlen zu durchleuchten, ist unvollkommen. Plastik-Sprengstoff wird damit nicht entdeckt.

Das neu entwickelte Gerät sendet eine Wolke energieschwacher (also thermischer) Neutronen auf die Gepäckstücke der Fluggäste. Treffen die Neutronen auf Stickstoffatome im Gepäck, so entstehen energiereiche Stickstoffisotope. Die Isotope senden Gammastrahlen aus, die von speziellen Detektoren gemessen und von einem Computer ausgewertet werden.‹

In einem Satz: Durch das Auftreten thermischer Neutronen auf Stickstoffatome wird das Stickstoffisotop N14 in das Isotop N15 umgewandelt, wobei harte Gammastrahlung entsteht. Nun wissen wir, daß die überall vorhandene Neutronenstrahlung z. B. durch Wasser abgebremst werden kann.

Ist also eine sog. Störzone durch ein wasserführendes Vorkommen im Untergrund gekennzeichnet, so wird eine auf ihr befindliche Person von abgebremsten Neutronen getroffen.

Die Stickstoffatome im menschlichen Körper reagieren auf die gleiche Weise, wie vorher dargelegt: es entstehen energiereiche Stickstoffisotope, welche Gammastrahlen aussenden!

Stickstoffatome im menschlichen Körper reagieren auf gebremste Neutronen. Der Steuerungsmechanismus der Zelle wird gestört.

Dies führt zur Kernspinbeeinflussung im Sinne von Kernspinresonanzen, wodurch die Steuerungsmechanismen in der Zelle gestört werden. Diese Störungen können z. B. zu Zellwachstum führen bis hin zur Bösartigkeit; sie scheinen in einer Änderung der Kernspinresonanz-Frequenzen zu bestehen.«[5]

---

5 D. Aschoff, L. Mersmann, H. R. Müller, IAG

DIE GEOPATHOGENEN ZONEN UND IHRE WIRKUNG

Eigenschaften des Neutrons und einer Neutronenstrahlung und ihre Wirkung auf den menschlichen und tierischen Körper

»Das Neutron gehört neben dem positiv geladenen Proton und dem negativ geladenen Elektron zu den Basis-Elementarteilchen des Atoms. Es hat selbst keine Ladung (was seinen Nachweis im Gegensatz zu den anderen Teilchen schwierig macht); seine inneren Ladungen sind aber (durch den Aufbau aus verschiedenartigen ›Quarks‹) ungleichmäßig verteilt, so daß es in Folge seiner Kreiseldrehung ebenso wie Proton und Elektron ein magnetisches Moment besitzt, was es bei einem völlig homogenen Aufbau nicht haben dürfte. Innerhalb des Atomkerns ist es sehr stabil, löst es sich aus dem Kernverband, zerfällt es mit einer Halbwertzeit von rund 10 Minuten.

Ein für die Neutronen-Theorie der geobiologischen Radioaktivität ganz entscheidendes Phänomen besteht nur darin, daß das Neutron nach Abbremsung nicht, wie man meinen möchte, einen kleineren, sondern einen z. T. um ganze Größenordnungen höheren Wirkungsquerschnitt bekommt. D. h., je mehr man ein Neutron abbremst, um so größer wird die Wahrscheinlichkeit, daß es von schwereren Atomkernen ›eingefangen‹ wird (man nennt es tatsächlich ›Einfangreaktion‹). Der Kern, der sich nun ein Neutron einverleibt hat, kommt dadurch in einen ›angeregten‹ Zustand, der aber energetisch für ihn ungünstig ist. Er bringt sich in einen wiederum günstigeren und stabileren Zustand, indem er innerhalb einer bestimmten Halbwertszeit ein Strahlungsteilchen abstößt, in der Regel ein Alphateilchen oder ein Gammastrahlungs-Quant. Es entsteht also durch derartige Einfangreaktionen immer eine radioaktive Strahlung als ›Sekundäreffekt‹. Diese Sekundärstrah-

Abgebremste Neutronen werden leichter von einem schweren Atomkern »eingefangen«, wodurch als »Sekundäreffekt« radioaktive Strahlung entsteht.

DIE GEOPATHOGENEN ZONEN UND IHRE WIRKUNG

lung ermöglicht überhaupt erst den Nachweis von Neutronen und dürfte andererseits für die schädigende Wirkung der über Reizzonen abgestrahlten Neutronen verantwortlich sein.

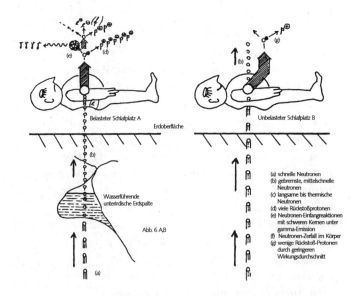

(a) schnelle Neutronen
(b) gebremste, mittelschnelle Neutronen
(c) langsame bis thermische Neutronen
(d) viele Rückstoßprotonen
(e) Neutronen-Einfangreaktionen mit schweren Kernen unter gamma-Emission
(f) Neutronen-Zerfall im Körper
(g) wenige Rückstoß-Protonen durch geringeren Wirkungsdurchschnitt

Abb. 6 A,B

Wie die vereinfachte Schemazeichnung zeigen soll, treffen im Fall B (unbelasteter Platz) schnelle Neutronen mit einer Energie von mehr als 10 Mega-eV auf das Körperwasser: Wegen des hier noch geringen Wirkungsquerschnitts (unelast. Streuung mit Wasserstoffatomen) entstehen lediglich wenige Rückstoßprotonen; Einfangreaktionen mit schweren Kernen unter Emission von Strahlung finden so gut wie nicht statt, ebensowenig Neutronenzerfälle, weil die meisten der mittelschnellen Teilchen den Körper wieder verlassen.

Im Falle A (Reizzonenplatz) findet in der darunter liegen-

den Erdspalte bzw. in der Verwerfungszone eine Abbremsung der Neutronen statt. Möglicherweise kommt es auch noch zu bislang wenig erforschten Wechselwirkungen mit den dortigen Grenzflächen, auch piezoelektrische Erscheinungen dürften durch die Reibung und die Verspannung der Gesteinsschichten eine Rolle spielen, was hier aber aus Gründen der Übersichtlichkeit außer acht bleiben soll. Die Natur neigt dazu, entstandene Hohlräume auszufüllen (›horror vacui naturae‹), entweder mit Wasser oder auch mit Kohlenwasserstoffen, etwa mit Erdöl oder Methangas, die wegen ihres Wasserstoffgehalts ebenfalls eine Bremswirkung besitzen, wenn auch weniger stark als Wasser. Die abgebremsten Neutronen, jetzt mit Energien schätzungsweise unterhalb 10 000 eV, treffen auf das Körperwasser und werden hier weiter bis auf thermisches Niveau abgebremst, wobei, statistisch gesehen (Abb. 13), 30mal so viel Rückstoßprotonen entstehen, als im Falle B. Sodann kommt es zu Einfangreaktionen mit Gamma-Emission und schließlich auch zu Neutronen-Zerfallsprozessen mit den beschriebenen Teilchenstrahlungen. Alle 3 Prozesse erzeugen ionisierende Strahlung, und zwar in einem wesentlichen Ausmaß erst innerhalb des Körpers.«[6]

Veränderungen von physikalischen Parametern an geopathischen Zonen:

Es ändern sich signifikant:
der elektrische Bodenwiderstand,
die elektrische Luftleitfähigkeit,
die UKW-Feldstärke,
der Hautwiderstand,
Infrarotstrahlung,

---

[6] Peter Rothdach, IAG

Häufigkeit von VLF' Atmospherics,
Blitzeinschlaghäufigkeit,
Luftionisation,
Gammastrahlung,
Grundstrahlung,
Radioaktivität,
das erdmagnetische Feld und
die Blutsenkungsgeschwindigkeit nach Westergreen.

Epilepsie aus der Steckdose

Als eine Art »hausgemachte« Strahlung kann man die Strahlung aus Radioweckern bezeichnen, doch hat dies nichts mit dem elektrischen Strom zu tun.
Nur die rot leuchtenden digitalen Zeitanzeigen beinhalten eine höchst gefährliche Strahlung. Diese Fälle häufen sich, da die Geräte heute für wenige Mark verschleudert werden.
Ein Betriebsinhaber schenkte allen Mitarbeitern zu Weihnachten ein derartiges Gerät. Ab März waren alle Mitarbeiter mehr oder weniger erkrankt.
Hier stehen im Vordergrund Erkrankungen neurologischer Art: Kopfschmerzen, Schwindel, Schlafstörungen, Halswirbelsyndrome, Gesichtsrose, Exantheme und Epilepsie!
In wenigen Tagen fand ich drei Fälle jugendlicher Epilepsie (so die ärztliche Diagnose), die nach wenigen Wochen abgeklungen war, ohne daß die Patienten noch Medikamente nehmen mußten. Auch im EEG zeigte sich dann kein positiver Befund mehr. Und Dr. R. Keßler berichtet: *»Für den Patienten frappierend ist es in der Praxis, wenn ich ihm anhand solcher Untersuchungen mit Rute oder Pendel sagen kann, wo sein Wecker*

steht, obwohl ich noch nie sein Schlafzimmer gesehen habe.«

Grüne oder schwarz-weiße Anzeigeröhren zeigten diese Erscheinung noch nie. Andererseits gibt es auch einige wenige mehr samtrot strahlende Anzeigen, die keine gefährliche Strahlung aufweisen. Diese Anzeigen finden sich gelegentlich in teuren Markengeräten. Alle Billigprodukte strahlen.

Elektrostreß?

Es gibt kaum ein Buch, das sich mit Erdstrahlen befaßt, in dem nicht irgendwann der Begriff Elektrostreß auftaucht. Oft ist dann die Rede von der sogenannten Nachtabschaltung.

Viele Rutengänger betonen ebenso, daß sie bei ihren Ermittlungen technische Meßmittel einsetzen. Damit sind fast immer Kabelsuchgeräte gemeint, die auf das Feld elektrischer Leitungen reagieren. Gelegentlich wird damit die angebliche Wirksamkeit bestimmter Abschirmmatten aus Metall demonstriert.

Ich wage zu behaupten, daß der Elektrostreß und die damit zusammenhängenden angeblichen Gesundheitsstörungen oft Fehlbeobachtungen sind!

Wir müssen bei den krankmachenden Faktoren streng zwischen reinen Wellenstrahlungen und korpuskularer Strahlung feinststofflicher Materie unterscheiden.

Wie an anderer Stelle bereits mehrfach ausgeführt, machen reine Wellenstrahlungen nicht krank, wie z. B. Radio- und Fernsehwellen.

Beim Lichtstrom handelt es sich um einen sinusförmigen Strom mit geringer Ausstrahlung ebenfalls sinusförmiger Felder, hauptsächlich mit der Grundwelle 50 Hz, aber auch, je nach angeschlossenen Verbrauchern, den Oberwellen 100 Hz, 200 Hz, 400 Hz usw. Dieses elektrische Feld durchdringt jeden von uns ständig Tag und Nacht. Hiernach dürfte es keinen gesunden Menschen mehr geben.

Von der Existenz dieses Feldes können Sie sich leicht überzeugen, wenn sie mit einem Finger den Plattenspieler oder Mikrophoneingang eines beliebigen Verstärkers antasten. Sie hören dann ein Brummen. Das sind die 50 Hz des elektrischen Stromes, den Sie mit Ihrem Körper aufnehmen.

Bedenklicher als elektrische Felder sinusförmiger Schwingungen sind die daraus resultierenden Magnetfelder. Daß Magnetfelder einen biologischen Einfluß haben, beweist sich spätestens, wenn wir berücksichtigen, daß mit Magnetfeldern beschleunigte Heilungen von Brüchen erzielt werden. Was einerseits heilt, darf nicht zum Dauereinfluß werden. Besteht diese Gefahr bei Lichtstrom? Nein! Lichtleitungen sind stets parallel oder verdrillt verlegt, dadurch heben sich die magnetischen Felder beider Leiter auf. Lediglich auf Grund unvermeidlicher Asymmetrien resultieren kleine magnetische Felder in unmittelbarer Kabelnähe.

Selbstverständlich hat kein Verbraucher mit einem Transformator oder auch Motor etwas im Schlafzimmer zu suchen. Nur von solchen Geräten können Magnetfelder ausgehen. Verschiedentlich wird behauptet, daß gerade der Lichtstrom mit seiner Frequenz von 50 Hz bedenklich der Herzschlagfolge nahe kommt und ähnlich einem Herzschrittmacher den Puls beeinflusse. Dem liegt ein gewaltiger Denkfehler zugrunde. Die Lichtfrequenz von 50 Hz bezieht sich auf die Sekunde, die Herzschlagfolge dagegen auf die Minute, also ein Reaktionsabstand von 1:60!

Ich meine, eine ganz andere Beobachtung hat zu dem

DIE GEOPATHOGENEN ZONEN UND IHRE WIRKUNG

Begriff Elektrostreß geführt. In vielen Fällen mag trotz Bettverstellung keine Besserung des Befindens Betroffener eingetreten sein. Wurden dann die Elektrogeräte und Lampen und Kabel aus der Bettnähe entfernt, trat die erhoffte Besserung ein, was dann möglicherweise dazu führte, dem elektrischen Strom die Schuld zuzuweisen.

Reine Wellenstrahlung wie z. B. Radio- oder Fernsehwellen macht nicht krank.

Hier liegt der Denkfehler! Einzig und allein die Metallteile genannter Geräte sind es, die zu Reflexen der pathogenen Erdstrahlung geführt haben. Darüber lesen Sie an anderer Stelle dieses Buches einiges.

Ich höre jetzt einige Leser laut protestieren, die sehr wohl auch geringste elektrische Felder als störend empfinden!

Hier handelt es sich um noch hoch geopathisch belastete Personen! Ich bestreite ja nicht die Aufnahme elektrischer Felder durch unsere Körper. Nur störend darf sich das nicht bemerkbar machen.

Der geopathisch Belastete ist so hoch an der Grenze des physisch Aushaltbaren, daß geringste weitere Faktoren registriert werden. Nach Erreichung der geopathischen Entlastung werden dann derartige Noxen nicht mehr als störend empfunden oder genannt.

Es ist wie mit einem randvollen Glas Wasser, der kleinste Tropfen bringt es zum Überlaufen. Ist dagegen das Glas leer, ist dieser Tropfen bereits verdunstet, bevor der nächste einfällt.

Das Betonsyndrom

Selbst eine unvollständige Aufzählung der geopathogen induzierten Erkrankungen nennt praktisch die ganze Skala der sogenannten Zivilisationskrankheiten.

DIE GEOPATHOGENEN ZONEN UND IHRE WIRKUNG

Zu Zeiten v. Pohls war es meist noch der Krebs, der mit »Erdstrahlen« in Verbindung gebracht wurde, wenngleich auch er bereits auf weitere Krankheiten hinwies.
Haben wir heute mehr oder andere Erdstrahlen?
Ja und nein!
Die Erdstrahlen haben sich physikalisch bestimmt nicht verändert. Und doch ist etwas anders. V. Pohl und andere suchten noch nach Untergrundströmen stärkster Wasserführung. Es wird von durchgebrochenen Ruten berichtet, so hoch waren die Energien. So hoch mußten sie auch damals sein, um im Laufe eines begrenzten Lebens Krebs entstehen zu lassen. Was hat sich geändert?
Sind wir anfälliger geworden? Also doch Zivilisationskrankheiten? Nein!
In den 20er und 30er Jahren der ersten Untersuchungen mußten die Strahlen eine meist völlig andere Bausubstanz durchdringen als heute. Lehm, Ziegel, Stroh usw. stellten natürliche Filter dar, die die Strahlen nur stark dezimiert durchdringen konnten.

> Der heute baubeherrschend verwendete Beton ist ein miserabler Schutz gegen Erdstrahlen.

Der heute baubeherrschend verwendete Beton stellt dagegen einen miserablen Filter dar. Es ist bekannt, daß erst etwa 50cm Beton die Wärme und Schalldämmung einer Korkplatte von 1cm erbringt!
Hinzu kommt das schädigende Gitternetz (10-m-Raster). Diese Strahlung wird in Altbauten kaum festgestellt.
Aufgrund des absinkenden Grundwassers kommen inzwischen mehr Krankheitsfälle durch das 10-m-Gitter zustande als durch Wasserführungen.

Sind alle Krankheiten standortbedingt?

Nein! Es gibt Erkrankungen, die einzig und allein von Erdstrahlen verursacht werden, andererseits, Gründe, zu erkranken, gibt es auch ohne Erdstrahlen in Hülle und Fülle. Dafür sorgen unsere Lebensumstände; Fehlernährung, Genußmittel und Streß, Erbschäden, aber auch Infektionskrankheiten, Berufskrankheiten, falsche Kleidung, ungeeignetes Schuhwerk. Es würde den Rahmen dieses Buches sprengen, wollte ich alle Ursachen für das Entstehen von Krankheiten auflisten. Das ist auch nicht Aufgabe dieses Buches.

Aber: Durch die Einwirkung von Erdstrahlen ausreichender Stärke wird jede noch so harmlose Krankheit chronisch! Gleichgültig, wodurch diese Krankheit entstand!

Eine Vielzahl von Erkrankungen werden durch Erdstrahlen hervorgerufen.

In Fällen von Krebs wurde stets die Anwesenheit einer starken Erdstrahlung festgestellt!

Eine Heilung unter weiterem Einfluß der Strahlen ist ausgeschlossen!

Es ist nicht möglich, auf einer Reizzone gesund zu bleiben. Die Stärke der Strahlung bestimmt den Verlauf – das Ende ist immer Krebs!

Es wurde kein Krebserreger gefunden – es gibt keinen. Krebs ist die durch Strahlung energetisch entartete Zelle!

Der Verlauf der Geopathie

Von den pathogenen Strahlen sind alle Zellen des Körpers betroffen; Nervenzellen, Mesenchymzellen, Parenchymzellen, Blut wie Lymphe. Kein Erreger oder

DIE GEOPATHOGENEN ZONEN UND IHRE WIRKUNG

kein Toxin kann so schnell und so total einwirken. Zuerst melden sich die Nervenzellen mit Störungen. Einschlaf- und Durchschlafstörungen: Erwachen gegen 3 Uhr morgens, etwa der Zeit des vegetativen Umschaltens, schwere Träume, Erwachen mit Gliederschmerzen, HWS & LWS & SA Syndrome, Durchblutungsstörungen, Frieren oder Schwitzen im Bett, Kopfschmerzen, Morgenmigräne.

Als nächstes sind die drüsigen Organe betroffen, zuerst die Schilddrüse. Überfunktion, Unterfunktion und Kropf sind die Folgen. Im Anschluß treten Herzrhythmus- und Blutdruckanomalien, besonders Hypertonie mit diastolischen Werten über 100 RR auf.

Inzwischen ist die körpereigene Abwehr zusammengebrochen. Die Lymphozyten sind fehlgeteilt, fehlprogrammiert. Die Folge – chronisch rezidivierende Infekte im HNO-Bereich, chronische Bronchitis, Asthma, vielfache Allergien, Pseudokrupp.

Jetzt folgen Schäden anderer drüsiger Organe. Die Bauchspeicheldrüse geht unter – Folge Diabetes. Die Keimdrüsen und bei Frauen insbesondere die Brustdrüsen sind betroffen.

Die zusammengebrochene Abwehr wird der Toxine, endogen wie exogen, nicht mehr Herr. Rheumatoide Erscheinungen treten auf und werden chronisch.

Alle Organsysteme entwickeln Störungen, z. B. der Urogenitaltrakt oder der Verdauungstrakt. Magen- und Duodenalgeschwüre treten auf.

An Schwachstellen des Skelettapparates werden Schmerzherde unterhalten. Vielfach tritt ein Unvermögen der Empfängnis auf, oder es kommt zu Fehlgeburten. Vermutlich gehört zu dieser Gruppe auch der spontane Krippentod, vieles spricht dafür, zumindest ist hier gründlich zu forschen.

DIE GEOPATHOGENEN ZONEN UND IHRE WIRKUNG

Bei Säuglingen und Kleinkindern kommt es zu Neurodermitis, ebenso zu Asthma und Pseudokrupp. Kinder entwickeln vielfache Verhaltensstörungen, z.B. scheinbar unbegründetes Schreien, auch Bettnässen und Lernschwächen. Der Krebs des Kindes ist die Leukämie. Erworbene Krankheiten widersetzen sich jeder Therapie, werden chronisch. Am Ort des geringsten Widerstandes bzw. der größten Vorschädigung entsteht Krebs. Der Raucher erkrankt an Lungenkrebs, hätte er nicht geraucht, so wäre vielleicht Magenkrebs aufgetreten. Rauchende Frauen entwickeln eher Brustkrebs als Lungenkrebs.

Dutzende Krankheiten werden durch geopathogene Strahlung hervorgerufen.

Zusammenfassend: Dutzende Krankheitsbezeichnungen kennzeichnen nur die Symptomatik der einen Ursache – der geopathogenen Belastung!

Die vielfachen, jahrelangen Beschwerden führen zu ständigen Arztbesuchen, später als letzter Hoffnungsanker auch zum Heilpraktiker. Eine Vielzahl Medikamente wird verordnet, nichts hilft. Statt dessen beginnen die Nebenwirkungen der Medikamente ihr Eigenleben. Wurde noch kein Krebs diagnostiziert, und das dauert einige Jahre, so lautet die Diagnose so oft: »Ihnen fehlt organisch nichts – es sind halt die Nerven – vegetative Dystonie! Nehmen Sie mal das hier (Psychopharmaka); oder besser, gehen Sie doch mal zum Psychiater.« Besonders weibliche Betroffene entwickeln jetzt schwere Depressionen. So entstehen Drehtürpatienten der psychiatrischen Krankenhäuser.

Es entsteht unendliches Leid durch vermeidbare Krankheit, vermeidbaren Tod. Der Leidensweg einiger meiner Patienten steht Horrorgeschichten in nichts nach. Vielen konnte ich helfen. Einige lachten mich aus (wenn das so wäre, wüßte es ihr Arzt auch), zum Teil verfolge ich ihr Schicksal weiter, mit Gefühlen, die ich nicht benennen möchte. Jetzt muß etwas geschehen! Weiteres Zögern beinhaltet den Vorwurf der fahrlässigen Körperverletzung bzw. fahrlässig unterlassener Hilfe.

Die Wirkung der Erdstrahlen auf Tiere

Es wäre ein Irrtum zu glauben, daß nur die Menschen von Erdstrahlen krank werden. Die Strahlen haben auch auf Tiere eine oft ebenso verheerende Wirkung. Ein Teil der gefährdeten Tiere hat, wie wildlebende Tiere, noch die Möglichkeit des Ausweichens. Der entsprechende Sinn, der sie warnt, ist bei Tieren meist noch voll entwickelt. Bei überzüchteten Haustieren dagegen kann dieser Spürsinn verlorengegangen sein. Tragisch wird es bei Tieren, die die Gefahr spüren, dieser ausweichen möchten, es aber nicht können.

Ein Beispiel sind Zootiere, die oft heftige Kämpfe um die wenigen ihnen zuträglichen Plätze ausfechten.

Ein weiteres Beispiel hat nicht nur Auswirkungen für die betroffenen Tiere, es hat auch erhebliche volkswirtschaftliche Bedeutung, nämlich die Stallhaltung von Nutztieren.

Ein Landwirt, der Hunderttausende für die Errichtung neuer Stallgebäude investiert und das Gelände nicht sorgfältig von einem Geopathologen überprüfen läßt, riskiert seine gesamte Existenz. Einschlägige Untersuchungen berichten von immer wieder auftretendem Verkalben und von ständigen Tierkrankheiten.

Die verschiedenen Tierarten reagieren höchst unterschiedlich auf geopathische Reizzonen.

Eine Reihe anderer Tiere benötigt oder sucht dagegen die Plätze größter Strahlung.

Im folgenden sollen die für den Menschen wichtigsten

Tiere im Hinblick auf ihre Empfindlichkeit oder Reaktionen auf Erdstrahlen behandelt werden.

Hunde

Jeder kennt das sorgfältige Gehabe der Hunde, ehe sie sich endlich zusammenrollen, um zu ruhen. Dauert diese Zeremonie länger, so können Sie davon ausgehen, daß es dem Hund Schwierigkeiten bereitet, einen einigermaßen zuträglichen Platz zu finden. Und wenn das Herrchen noch so oft bittet und dem Hund einen bestimmten Platz anbietet, vielleicht gehorcht er kurzfristig, letztlich verläßt er diesen Platz doch wieder. In einem Zwinger gehaltenen Hunden, die sich so weit wie nur irgendwie möglich in eine Ecke legen und sonst ruhelos hin- und herrennen, sollten Sie die Gnade erweisen und den Zwinger verstellen.

Katzen

Völlig anders verhalten sich Katzen. Wenn diese gerne Ihr Bett aufsuchen, dann ist größte Gefahr vorhanden. Katzen suchen so lange, bis sie eine Kreuzung stärkster Strahlung gefunden haben. Finden Sie diese nicht im Zimmer, so suchen sie die ganze Umgebung ab, bis sie einen geeigneten Platz gefunden haben.

Pferde

Pferde sind etwas widerstandsfähiger, wie oft berichtet wird. Das heißt nicht, daß sie keinen Schaden erleiden. Da wird von unheilbarer Anämie, Rheumatismus und Lähmungen berichtet; Zuchtstuten werden nicht trächtig. Zumindest fallen die Tiere durch struppiges, glanzloses Haar auf.

DIE GEOPATHOGENEN ZONEN UND IHRE WIRKUNG

Rinder

Auf der Weide suchen die Tiere unbestrahlte Flächen. Sie werden feststellen, daß die Rinder ganz bestimmte Stellen immer wieder aufsuchen und andere völlig meiden. Im Stall werden sie sich an die äußerste Mauer quetschen, falls nur dort ein ungestörter Platz ist. Gelingt ihnen das nicht, erkranken sie schwer. Auch Verkalben kann dann häufig vorkommen.

Schweine

Schweine sind extrem empfindlich gegen Störzonen. Vielfach wurde beobachtet, daß in einer Bucht die Schweine immer prächtig gediehen, in einer anderen Bucht kümmerten sie dahin. Bei starker Bestrahlung wurde oft die Ferkelruhr beobachtet. Außerdem leidet die Freßlust erheblich. Bei einem Zuchteber ist die Zeugungskraft gefährdet.

Ziegen und Schafe

Werden Ziegen und Schafe im Freien gehalten, erkranken diese nie an Krebs. Im Stall werden sie sich immer einen ungestörten Platz suchen, auch wenn sie sich noch so sehr zusammenquetschen müssen. Gelingt dies nicht, werden Ziegen als erstes Anzeichen einer beginnenden Krankheit schon nach wenigen Tagen keine Milch mehr geben.

Hühner

Hühner können bei starker Bestrahlung außerordentlich aggressiv werden. Sie picken sich gegenseitig die

Federn aus und können sich sogar umbringen. Auch in einem ausreichend großen Stall quetschen sie sich häufig in die äußerste Ecke, deren Plätze immer wieder neu umkämpft sind. Die Schalen der Eier werden hauchdünn, was in diesem Fall nicht mit Kalkmangel zusammenhängt.

Enten

Bei Enten wird von völliger Sterilität als Folge der Strahlen berichtet. Nach der Schlachtung waren die Eierstöcke völlig verkümmert. Der Erpel verliert die leuchtend grüne Farbe des Kopfes. Die weiblichen Enten verlieren die feine Zeichnung des Gefieders.

Tauben

Jeder Taubenzüchter wäre gut beraten, ließe er seine Schläge überprüfen. In bestrahlten Schlägen mißlingt das Brüten. Eine überprüfenswerte Vermutung wäre, daß sich Brieftauben an den Gitternetzen orientieren. Vielleicht läßt sich damit ihre phänomenale Treffsicherheit beim Heimfinden zum eigenen Schlag erklären.

Fasane

Georg Otto berichtet in seinem Buch »Erdstrahlen, Feinde unserer Gesundheit« von einem Jäger, der in einem großen Gehege Fasanen hielt. Der Jäger schaffte sich einen Brutkasten an und plazierte diesen im Keller. Der Erfolg war gering, es schlüpften nur wenige Küken. Auffallend war eine starke Schale der Eier, die die Küken nicht durchbrechen konnten.

DIE GEOPATHOGENEN ZONEN UND IHRE WIRKUNG

Nach einer Vermessung des Platzes, der erwartungsgemäß verstrahlt war, und der Verbringung des Brutkastens an einen geeigneten Ort schlüpften von 60 Eiern 58 Küken.

Wildlebende Vögel

Vögel als frei lebende Tiere haben die Möglichkeit, sich die besten Plätze zu suchen, und sie tun dies auch. Häufig fällt auf, daß dort, wo Vögel unter einem vorspringenden Giebel Nest an Nest gebaut haben, plötzlich eine Lücke klafft. Hier kann stets starke Strahlung gefunden werden.
Ungeklärt ist weiterhin das Phänomen der Zugvögel. Vielleicht orientieren auch sie sich an dem Gitternetz, das würde erklären, wieso auch Jungvögel einen Weg finden, an den sie sich nicht erinnern können.
Man sagt, daß in Dächer, auf denen der Storch nistet, nie ein Blitz einschlägt. Diese Beobachtung läßt sich erklären. Der Blitz sucht sich immer einen Weg, der zu einem besonders leitfähigen Untergrund führt, also einer Wasserader. Darüber würde aber nie ein Storch nisten. Er sucht sich einen völlig strahlungsfreien Punkt. Daher sind auch Bemühungen ebenso rührend wie sinnlos, einem Storch einen mustergültigen Platz auf einem Schornstein zu errichten, wenn dieser auch nur minimal verstrahlt ist. Eulen stellen eine Ausnahme dar, sie suchen die Strahlen.

Wild

Das sensible Wild sucht sich stets strahlungsfreie Plätze. Dazu steht scheinbar im Widerspruch, daß Wildwechsel fast immer auf Störzonen verlaufen. Ich vermute, daß dies ein Signal für die Tiere darstellt, zum nächsten Wasserplatz zu finden.

Bienen

Bienen bringen auf einem gestörten Platz bis zu 40% mehr Honig als auf einem neutralen Platz. Man kann vermuten, daß auch sie sich an den Strahlungsgittern und -netzen orientieren und daher ein perfektes Such- und Orientierungssystem unterhalten können.

Ameisen

Ein Ameisenhügel im Wald kennzeichnet immer einen sehr stark gestörten Platz.

Schlangen

Eine zusammengerollte Schlange zeigt Ihnen immer eine stark gestörte Stelle an.

Tierversuche auf geopathischen Reizzonen

Mäuse vermeiden geopathische Reizzonen. Können sie nicht ausweichen, so vermindert sich die Wurfzahl beträchtlich. Größe und Gewicht unterscheiden sich in eindeutiger Weise. Das Tumorwachstum nimmt beträchtlich zu.
Bereits 1937 unternahm Professor Beitzke in Graz genaue Vergleichsversuche, wobei eine Population Mäuse auf einem ungestörten Platz gehalten wurde, eine andere auf einem unterirdischen Wasserlauf. Die Krebssterblichkeit der letzteren Gruppe war viermal höher.
Weitere Versuche am Kaiser-Wilhelm-Institut 1937

durch die Herren Henrich, Dannert, Wüst und v. Brehmer bewiesen die Strahlenempfindlichkeit der Mäuse. Auch der Schweizer Jenny fand spontanes Krebswachstum auf Reizzonen.

Natürlich stellen diese Untersuchungen die Ergebnisse aller Tierversuche in Frage, bei denen nicht zuvor ein Einfluß geopathischer Reizzonen ausgeschlossen wurde.

Die Sanierung eines Eberstalles

Herr Hermann Albers, Winsen, Geopathologe, sprach mich anläßlich eines Seminars darauf an, ob wir einen geopathisch gestörten Stall sanieren können.

Über diesen Fall und weitere Erfolge berichtete Herr Albers in einer vielbeachteten Sendung von »Schreinemakers live«.

Was war geschehen? In Schneverdingen hatte der Landwirt Heinrich W. ein Stallgebäude errichtet. Hierin hielt er mehrere Eber. In einer Bucht dieses Stalles stellte sich regelmäßig nach 4 – 6 Wochen Impotenz bei acht Ebern ein. Darauf wurde diese Bucht nicht mehr genutzt.

Der Landwirt erhielt für 6,75 m² die HWS Zellglasplatten – Spezial. Diese wurden verlegt und mit Estrich abgedeckt.

Seit dieser Zeit kann die vorher gestörte Bucht uneingeschränkt genutzt werden. Es traten keine Ausfälle mehr auf. Mit wirklich geringen Mitteln kann Schaden vermieden werden.

Dieses Beispiel möge besonders der beachten, der uns bei unseren Maßnahmen leichtfertig einen Placebo-Effekt unterstellt.

Pflanzenwuchs auf Reizzonen

Auch Pflanzen können den geopathischen Reizzonen zum Opfer fallen, nicht nur der Mensch oder das Tier. Wie bei den Tieren gibt es auch Ausnahmen, d. h. Pflanzen, die Reizzonen benötigen. Oft sind das Heilpflanzen, womit die Art des gartenmäßigen Anbaus für pharmazeutische Zwecke zumindest zu überdenken wäre.

Bei fast jedem Spaziergang würden Ihnen Bäume mit Wuchsanomalien auffallen, die Ihnen bei etwas Schulung auch ohne Rute den Verlauf unterirdischer Wasseradern signalisieren. Damit meine ich natürlich nicht besonders üppiges Wachstum durch ein reichliches Wasserangebot, sondern im Gegenteil Verkrüppelungen oder ähnliches.

Am auffälligsten sind Krebsknoten an Bäumen. Dabei geht der Krebs mit Bäumen etwas gnädiger um als mit dem Menschen. Zwar bleiben die befallenen Bäume im Wuchs zurück, auch kann der Wuchs krüppelige Formen hervorbringen, doch der Baum selbst überlebt. Falls Sie Bäume sehen, die normalerweise gerade nach oben wachsen, und diese neigen ihre Krone, so zeigt die Neigung stets in Richtung des fließenden unterirdischen Wassers.

Viele Pflanzen reagieren auf Erdstrahlen mit verkrüppeltem Wuchs oder indem sie keine Blüten oder Früchte tragen.

Eine weitere typische Erscheinung ist das sogenannte Zwiesel. Das ist ein Baum, dessen Stamm sich in gewisser Höhe zweiteilt und dann wie ein Y aussieht. Auch dieser Baum steht auf einer Wasserader.

DIE GEOPATHOGENEN ZONEN UND IHRE WIRKUNG

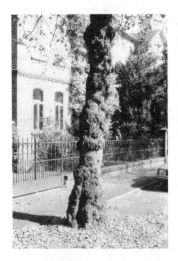 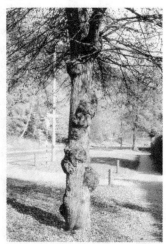

Bäume mit Krebsbefall. Die Fotos entstanden in Kassel-Wilhelmshöhe, einem bevorzugten Wohngebiet. Nicht weit von dem Standort der Bäume entfernt wurde eine ergiebige Therme erbohrt. Der steil aufragende Wilhelmshöher Bergpark läßt erhebliche Wassermengen ins Tal fließen. Hier zu wohnen, bedeutet Nähe zum Wald, ruhige, bevorzugte Lage und eine erhöhte Gefährdung. Dies gilt für alle Hanglagen bzw. dem Hang folgenden Tallagen.

Geradezu Schreckenskabinette an Baumkrüppeln finden Sie auf Landzungen, die ins Meer oder in einen See zeigen. So sah ich Exemplare seltener Häßlichkeit am Gardasee bei Salo, ebenso an der Adria bei Bibione. Achten Sie doch einmal darauf, Ihr Blick wird sich schnell schulen. Sehen Sie derartige Bäume in Ihrem Garten, dann ist dies ein Grund mehr zur sofortigen Untersuchung. Wundern Sie sich nicht, wenn Ihr Kirschbaum wächst und wächst, eventuell auch blüht und doch keine Kirschen trägt. Er wird auch in 10 Jahren noch nicht tragen, und wenn Sie ihn absägen und

DIE GEOPATHOGENEN ZONEN UND IHRE WIRKUNG

einen anderen pflanzen, erleben Sie das gleiche. Vielleicht sehen Sie aber am Stamm Ameisen hinauf- und herunterlaufen. Auch hier ist eine Wasserader die Ursache.

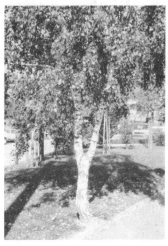 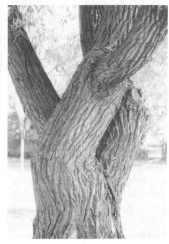

Baum mit Stammteilung: Läuft die Wasserader genau unter der Mitte des Baumes, stellt sich völlige Symmetrie der beiden Stammhälften ein. Verläuft das Wasser etwas seitlich des Stammes, wird es der Teil des Zwiesels anzeigen, der stärker geneigt ist.

Auch dieser Baum steht genau auf einer Wasserader. Er hat sich sogar dreigeteilt. Dem Drehwuchs entsprechend drehen sich hier die Stammteile umeinander.

Eichen sind unerhört widerstandsfähig gegen Erdstrahlen. Selbst auf einer blitzgefährdeten Stelle, also der Stelle oberhalb einer Wasserader, werden diese Hun-

DIE GEOPATHOGENEN ZONEN UND IHRE WIRKUNG

derte von Jahren alt. Da versteht man den Sinn des Spruches: »Eichen sollst du weichen ...« (bei Gewittern).

Auch Lärche und Ahorn sind sehr widerstandsfähig. Dagegen sind die Buche, die Linde, die Birke und die Ulme recht empfindlich. Eine Buche auf einer Wasserader wird nicht alt.

Apfel-, Aprikosen-, Pflaumen- und Pfirsichbäume sind noch empfindlicher gegen Strahlen als Kirschbäume. An diesen Bäumen finden Sie alle möglichen Krebswucherungen, Rindenverlust oder Rindenrisse, nur kein Obst. Nußbäume wiederum antworten mit sehr starkem Wuchs auf Reizzonen.

Ein Gartenbesitzer sollte eigentlich um derartige Dinge wissen, könnte er sich doch so manche Enttäuschung ersparen. Die genaue Untersuchung des Gartens wäre lohnend. Vielleicht finden Sie einen ergiebigen Brunnen in geringer Tiefe. Vielleicht läßt sich daran gar eine Wärmepumpe zum Heizen des Hauses betreiben. Auf jeden Fall würde der Gartenfreund auf den Reizstreifen ganz bestimmte Dinge pflanzen, das übrige aber an ungestörten Plätzen.

Nicht nur Getreide und Kartoffeln verkümmern auf Reizstreifen, auch Hülsenfrüchte, dabei sind Linsen und Erbsen sehr empfindlich, Bohnen dagegen robuster. Gurken, Blumenkohl und Kohlrabi gedeihen keinesfalls gut. Die Gurken gehen ein, die Köpfe des Blumenkohls werden nicht fest, und die Knollen des Kohlrabi platzen.

Für Blumen gilt ebenfalls, daß diese unter dem Einfluß von Erdstrahlen nicht gedeihen. Falls Ihre Blumen trotz bester Pflege verkümmern, verändern Sie doch einmal den Standort, vielleicht erleben Sie ein kleines Wunder. Das gilt in starkem Maße für Zimmerlinden.

Brennesseln können auf Reizstreifen dagegen bis 1,5 Meter Höhe erreichen. Und das führt uns zum Thema Heilkräuter. Interessanterweise empfiehlt sich auch in der Therapie der Geopathie begleitend zur homöopathischen Medikamentation das Trinken von Brennesseltee.

Viele Heilkräuter gedeihen auf stark gestörten Reizzonen am besten.

Heilkräuter gedeihen auf stark gestörten Reizzonen am besten. In der freien Natur sind die Standorte von Heilkräutern meist verstrahlt. Denken wir in diesem Zusammenhang an Bienen und Ameisen, die ebenfalls Strahlen lieben und deren Gifte beste Heilmittel darstellen, so scheint eine Regel darin zu bestehen, daß die stark bestrahlten Kräuter eine Eigenschaft besitzen, die besonders der energetisch gestörten Zelle des Erkrankten einen Ausgleich bietet.

Schützen und Heilen bei Geopathie

Zur Infrastruktur einer Therapiekette

Dr. R. Keßler: »*Bei chronisch therapieresistenten Patienten sollte grundsätzlich ein Geopathologe vom Hausarzt eingeschaltet werden.*
Was eine solche Maßnahme gesundheitspolitisch und wirtschaftlich an Kostensenkungen und Krankheitsvermeidungen erwirken könnte, ist von gigantischem Ausmaß.«

Krebsvorsorgeuntersuchung – 10 Jahre zu spät!

»Krebs ist heilbar, wenn er frühzeitig erkannt wird.« Dies ist der Werbespruch der Deutschen Krebshilfe e.V. Sicherlich ist dieser Spruch dem Sinne nach richtig, andererseits kommt das, was man heute unter Vorsorgeuntersuchung versteht, eher einer Zuspätsorge gleich. Dr. med. Erich Smoling schreibt in seinem Buch »Die Demaskierung des Krebsproblems«, daß die derzeit praktizierte Vorsorge um 8–15 Jahre zu spät kommt.
Und der amerikanische Krebsforscher Professor Hardin B. Jones schreibt in »The American Mercury«: »*Es ist allerhöchster Unsinn zu behaupten, die sogenannte Früherkennung von Krebs würde die Überlebenschance der Kranken erhöhen.*«

Professor Krokowski gibt an, daß man mit den Methoden der Schulmedizin einen Krebs erst ab einer Knotengröße von 0,8 cm ertasten kann. Der österreichische Krebsforscher Dr. Wrba vom Krebsforschungsinstitut der Stadt Wien gibt an, daß ein Krebsknoten von einem cm Größe bereits eine Milliarde Krebszellen enthält. Dies ist ein Stadium, in dem die körpereigene Abwehr bereits zusammengebrochen ist.
Es geht auch anders. Im Kapitel Diagnose werde ich ausführlich darauf eingehen. Nur so viel an dieser Stelle: Der Geopathologe kann Krebsgefährdung, viele Jahre, bevor er manifest wird, im Blut, Urin oder Speichel erkennen. Für einen Vorsorgetest auf rein mentalenergetischer Basis benötigt er wenige Minuten bei einer fast hundertprozentigen Trefferquote.

Die Gefahr selbst erkennen

Prinzipiell muß es das Ziel einer geschaffenen Infrastruktur zur Bekämpfung der Erdstrahlenleiden sein, die Prophylaxe, also die Vorsorge, verbindlich zu machen. Verkehrsunsichere Wagen werden auch nicht bis zum ersten Unfall vom TÜV geduldet. Vor allem die Spanne der prophylaktisch zu überprüfenden Schlafstätten ist weit zu fassen. Es darf nicht geschehen, daß Langzeitpatienten in Sanatorien, oder wo auch immer, von einem Leiden befreit werden und dann an Krebs erkranken, weil sie monatelang verstrahlt gelegen haben.
Alle Krankenhäuser, Sanatorien, Haftanstalten, Kasernen und was es sonst noch an Unterbringungsmöglichkeiten gibt, müßten ein Prüfzertifikat, ähnlich der Preisliste eines Hotels, im Zimmer anbringen.
Noch ist es nicht so weit, aber die Möglichkeiten,

SCHÜTZEN UND HEILEN BEI GEOPATHIE

schon jetzt die Gefahr selbst einzuschätzen, sind vorhanden.
Es gibt Zonen mit erhöhtem Erdstrahlenrisiko, und es gibt Körpersignale, die warnen sollten.
- Alle Betten, in denen jemand an Krebs oder einer beliebigen anderen schweren, besonders chronischen Erkrankung leidet oder gelitten hat, sind höchst gefährlich!
- Alle Häuser, gleichgültig in welchem Stockwerk, in denen ein derartig Erkrankter festgestellt wurde, sind potentielle Gefahrenquellen!
- Alle an einem Hang errichteten Häuser sind mehrfach gefährdet! Unter ihnen fließen oft 6 und mehr Wasseradern, außerdem ist die Fließgeschwindigkeit hoch.

Zu den selbst erkennbaren Körpersignalen gehören alle, die mit einer Störung der Nachtruhe einhergehen. Grundsätzlich gilt, daß jeder morgens erfrischt und schmerzlos aufwachen müßte.
Wer mit Kopf- oder Gliederschmerzen aufwacht, meist schon am frühen Morgen, kann fast sicher sein, auf Strahlen zu liegen. Die Diagnose ›vegetative Dystonie‹ umschreibt fast immer nur die ersten Symptome der Erdstrahlenkrankheit. Immer dann, wenn es heißt:

Schlafstörungen sind häufig erste Anzeichen von geopathischer Belastung.

»Organisch fehlt Ihnen gar nichts – es sind nur die Nerven!« ist höchste Vorsicht geboten.
Wenn in der Jugend lebensfrohe Menschen plötzlich an Ängsten leiden, Depressionen bekommen, Schlaf- und Beruhigungsmittel benötigen, besteht höchste Gefahr!
Fragen Sie sich bei jeder länger oder schwer verlaufenden Krankheit, wie lange Sie im gleichen Bett an der gleichen Stelle liegen.

Wenn Sie umgezogen sind oder gebaut haben, sollten Sie sich fragen, ob Sie oder Ihre Familienangehörigen vor dem Umzug gesünder waren.
Die Wahrscheinlichkeit, am neuen Platz auf einer krankmachenden Ader zu liegen, beträgt etwa 20:100! Bei mehreren Familienangehörigen bedeutet das statistisch also möglicherweise eine betroffene Person.
Falls Sie befürchten, selbst betroffen zu sein, bietet sich eine weitere Möglichkeit an, denn zuerst möchten Sie ja wissen, ob Sie überhaupt einer Strahlung ausgesetzt sind. Schließlich will ich nicht nur Panik erzeugen.
So wie am Körper läßt sich die Verstrahlung auch an Ihrem Blut feststellen.
Sie entnehmen einem Ihrer Finger oder einem Ohrläppchen ein bis zwei Tropfen Blut, die Sie auf einen Tupfer, ein Papiertaschentuch oder Löschpapier tropfen lassen. Eine kleine Lanzette hierzu erhalten Sie in der Apotheke.
Dieses Blut senden Sie uns zum Testen ein (Adresse auf der Seite: Rat und Hilfe).

Der bisherige Stand der Einbeziehung der Geopathie

Einige wenige Ärzte und Heilpraktiker verweisen bei scheinbar unerklärlichen Therapieverläufen auf die mögliche Hilfe durch einen Rutengänger. Verschiedentlich wird den Patienten schlichtweg geraten umzuziehen. Gelegentlich wird so sogar einzelnen geholfen.
Mir graust bei solcher Vorgehensweise.
Begabte Rutengänger haben das Verdienst, immer wieder auf den Einfluß der Erdstrahlen hingewiesen zu haben, aber die Mehrzahl der Rutengänger hat nicht die entfernteste Vorstellung von den tatsächlichen Vorgän-

gen. Oft wird ihnen lediglich unwirksamer, ja schädlicher Blechkram angedreht. Die unausbleiblichen Mißerfolge bestätigen dann leider wieder die Volksmeinung, daß das ohnehin alles Blödsinn sei. – Wer hat schon je Erdstrahlen gesehen! – Diese Situation hat sich jetzt grundlegend geändert. Ein neuer Beruf entstand.

Der Geopathologe, ein neuer Heilhilfsberuf

Der Verfasser, Jahrgang 1928, erinnert sich an eine aufregende Erfindung. Es war das Radio, das seine ersten Gehversuche machte. Wie bekam man nun Zugang zu diesem neuen Medium? Angehörige der Gewerkschaft gründeten den Radio-Amateur-Klub, und dort bastelte man fröhlich drauf los. Empirische, vermeintliche Erkenntnisse ersetzten Basiswissen. Jeder hatte seine eigenen Vorstellungen, die er dann zur Weltanschauung erhob.

Nun, nicht jeder schloß sich diesem Kreis an und wollte dennoch an der neuen Zeit und ihrem Fortschritt teilhaben. Diese Lücke füllten dann clevere Geschäftsleute. Sie nannten sich Radiohändler und waren bisher meist Friseure, Drogisten, Optiker, Zigarrenhändler usw. Es entstand dann sehr bald ein neuer Industriezweig. Der Handel organisierte sich, die Werkstätten gründeten Innungen, ein neuer Beruf war entstanden mit Schulen, Prüfungen usw. Später war der Verfasser einmal selbst, in seinem ersten Berufsweg, Innungs-Obermeister einer derartigen Innung.

Warum stelle ich dieses einem Artikel über den neuen Beruf des Geopathologen voraus? Die Zeiten sind andere, die Aufgaben sind andere, dennoch, die Zustände auf dem Gebiet der Geopathien sind derzeit nicht weniger chaotisch als die Anfänge des Radios. Aber – ein verbasteltes Radio tat höchstens den Ohren weh. Das Stümpertum, das sich heute mit dem Gebiet geopathogener Störzonen befaßt, handelt fahrlässig, gesundheitsschädigend und gesetzeswidrig!

Wir wissen heute, daß bei 30% aller Patienten, bei 80% aller chronisch Erkrankten und bei 100% aller an Krebs erkrankten Personen geopathische Belastung festgestellt werden kann. Ein Wissen allerdings, das sich noch auf wenige Behandler, Ärzte wie Heilpraktiker beschränkt.

Dabei wird der Faktor Geopathie meist mit bioelektronischen Methoden gefunden. Wie es dann weitergehen soll, wissen nur die wenigsten. Meist wird nun ein Rutengänger empfohlen.

Spätestens seit den Untersuchungen der Professoren Betz und König von der Universität München im Auftrag der Bundesregierung, darf man es laut sagen – 95% aller Rutengänger erbringen nicht die erforderliche Qualifikation. Das darf keineswegs als gehässige Abwertung verstanden werden. Wir haben gar nicht das Recht vom Rutengänger Fähigkeiten zu verlangen, die dieser als Amateur nicht erbringen kann.

Eine große Anzahl der sogenannten Rutengänger erbringt nicht die erforderliche Qualifikation.

Heilen gehört in die Hände der Heilberufe.

Die Aufgaben des Geopathologen

Der Geopathologe muß zweifelsfrei am Patienten geopathische Belastungen erkennen. Er oder sie ist in der Lage, den Heilungsverlauf zu überprüfen.

Diese Heilung oder in bestimmten Fällen (Krebs) Besserung kann nur bei einer sinnvollen Basis und Begleittherapie erreicht werden. Am Standort des Patienten sind die schädigenden Noxen zu erkennen und zu bereinigen. Den tatsächlichen Umfang dieser Tätigkeit bestimmt die Rechtslage bzw. der Grundberuf.

Der Ausbildungsweg

Der Berufsfachverband der Geopathologen e.V. erstellt die Ausbildungs- und Prüfungsordnung. Die Jahreshauptversammlung der Mitglieder bestätigt diese und regt neue Inhalte an. Zur Zeit stehen zwei Ausbildungsstätten zur Verfügung. Es wurden eigene Unterrichtsmaterialien erstellt. Die enge Zusammenarbeit mit anderen Organisationen sorgt für den Einfluß neuerer physikalischer Erkenntnisse.
Derzeit werden Wochenendseminare, Tagesseminare und Block-Vollzeitunterricht angeboten.

Die künftige Arbeitsweise

Grundsätzlich bieten sich zwei Wege an.
Sie, als Arzt oder Heilpraktiker wollen bei chronisch Erkrankten die Geopathie als Mitverursacher feststellen lassen, ohne selbst eine derartige Ausbildung durchzuführen!
In diesem Fall nennt Ihnen unsere Geschäftsführung geeignete Kollegen in Ihrer Nähe, die diese Aufgabe für Sie übernehmen. Nach Bereinigung der geopathischen Belastung wird dieser Patient an Sie rücküberwiesen.
Sie können auch nach Beratung mit diesem Kollegen den therapeutischen Teil selbst übernehmen. Der Kollege bereinigt dann nur den Standort.
Sie wollen die Geopathologie selbst betreiben!
Nach Berechnungen eines meiner Kollegen benötigen

wir in Deutschland mindestens zehntausend ausgebildete Geopathologen. Diese Zahl ist sicher noch weit untertrieben. Als Arzt oder Heilpraktiker arbeiten Sie nach der Ausbildung sowohl für Ihr eigenes Klientel als auch für Ihre Kollegen. Ihre Arbeit unterliegt keiner gesetzlichen Beschränkung.

Sie wollen als Architekt oder Bauingenieur Ihre Kunden bei Neu- oder Ausbauten beraten. Das dazu erforderliche Wissen vermittelt unsere Ausbildung. Eine wie auch immer geartete Therapie dürfen Sie natürlich nicht durchführen, andererseits lernen Sie während der Ausbildung genug Personen kennen, die diese für Sie übernehmen können.

Sie sind Student der Medizin oder Heilpraktiker in der Ausbildung oder Krankenschwester, Masseur usw. oder Angehöriger eines völlig anderen Berufes!

Ihre spätere Arbeit beschränkt sich auf die Sanierung des Standortes. Die Therapie delegieren Sie an Kollegen. Diese Einschränkung Ihrer Möglichkeiten ist keineswegs nachteilig. Sie werden bei entsprechender Leistung über keinen Arbeitsmangel klagen müssen. Eher wird das Gegenteil der Fall sein. Sie haben den derzeit zukunftsträchtigsten Beruf erwählt.

Sie sind Patient und suchen Hilfe. Schreiben Sie an den Berufsverband der Geopathologen e.V. Man wird Ihnen den nächstgelegenen Kollegen nennen (Adresse unter Rat und Hilfe).

Rute oder Meßgerät?

Nach Erprobung aller existierenden technischen Meßverfahren muß leider festgestellt werden, daß diese immer Begleiterscheinungen geopathischer Strahlung messen. Die Übereinstimmung mit den tatsächlichen Störzonen ist unbefriedigend.

Es bleibt der Mensch mit der Rute. Hierzu berichtet »Raum und Zeit« im Nov.-Dez. Heft 1993 über ein Forschungsprojekt Universalrute (Einhandrute) im Max-Planck-Institut wie folgt: *»Der Mitarbeiter des norddeutschen Max-Planck-Institutes, H. W. Barke aus Northeim, hat bereits im Frühjahr dieses Jahres das Forschungsprojekt Universalrute und die damit verbundenen Erkenntnisse sorgfältig getestet. Seine wichtigste Erkenntnis, die vor allem Baubiologen ins Stammbuch geschrieben werden sollte:* »Der Mensch ist der größte und genaueste *physikalische Apparat. Ihn von Messungen auszuschließen, bedeutet, die Natur bei dem Versuch auszuschließen, ihr innerstes dem Menschen zu offenbaren.«*

Testung mentaler Genauigkeit

Wir verwenden ausschließlich die Einhandrute, die es in verschiedensten Variationen gibt. Die Bauart ist weniger wichtig. Die richtige Anwendung dieser Rute lernt – fast – jeder in kurzer Zeit. Eine schnelle Ermüdung ist nicht feststellbar. Entscheidend für den erfolgreichen Einsatz ist die »Eingabe« des Programmes in den Anwender und das persönlich völlige Offensein für jedes, auch unerwartete Ergebnis. Immer wieder ermitteln wir in unseren Seminaren die Übereinstimmung der Ergebnisse. Wir erwarten nicht nur zentimetergenaues Arbeiten, sondern ebenfalls hohe Genauigkeit der ermittelten Stärke der Belastung.

Am Ende des letzten Grundseminars ließen wir die Teilnehmer eine Urinprobe des gleichen Patienten testen. Jeder arbeitete verdeckt und gab das Ergebnis anonym ab. Dabei betrachten wir die 10, als die denkbar höchste Strahlenbelastung. Belastungen bis 1 sehen wir nicht als pathogen an. Gäbe es kein echtes Rutenphänomen, so wäre bei 38 Teilnehmern jede Zahl von 1 – 10 etwa knapp 4mal genannt worden. Falsch d.h. negativ haben nur 2 Teilnehmer angegeben, leicht bis mittel belastet gaben 6 Teilnehmer an. Aber 30! Teilnehmer betrachteten die Urinprobe als hoch belastet. Dieses Ergebnis erzielten die Teilnehmer nach nur 2 halben Unterrichtstagen, bei einer hohen Anfängerquote.

Kondensatorpendel nach Dipl.-Ing. Erwin Schumacher

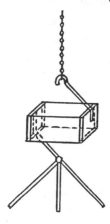

In »Risikofaktor Standort« beschreibt E. Schumacher eine Pendelvorrichtung, die auch ohne Berührung durch den Menschen Ausschläge erzielt.
Im Folgenden lasse ich ihn selbst zu Worte kommen.
»Nehmen Sie einen Vielschichtkondensator ohne Kunststoffumhüllung mit einer Kapazität von 2 bis 10 µF und einer Gleichspannungsgrenze von 100V. Zum Beispiel Typ Siemens MKT ohne Umhüllung in Schichttechnologie.

a) Löten Sie gemäß Bild T 1mm starke Messingdrähte an die Kondensatorpole.
b) Hängen Sie in die obere Drahtöse eine ca. 15 cm lange Pendelkette.
c) Dann entladen Sie den Kondensator durch kurzzeitiges Kurzschließen ganz.
d) Suchen Sie über einer Störzone in Seite und Höhe eine Zone, in der der Kondensator besonders starke Rechtskreise ausführt.

SCHÜTZEN UND HEILEN BEI GEOPATHIE

e) *Wenn der Kondensator keine Rechtskreise mehr ausführt (er ist dann aufgeladen), legen Sie ihn vorsichtig auf ein sauberes Blatt Schreibmaschinenpapier, das sich auf einem Holztisch befindet. Vorsicht, damit durch die Kette kein Entladekurzschluß entsteht.*

f) *Messen Sie mit einem digitalen Millivoltmeter mit ca. 10 MΩ Eingangswiderstand die Kondensatorladespannung. Sie werden dann je nach Experimentbedingung eine Ladespannung von bis 80 mV feststellen.*

Sie können bei der Messung auf dem Instrument verfolgen, wie durch die Stromentnahme durch das Meßinstrument die Kondensatorladespannung nach einer Exponentialkurve langsam auf 0 Millivolt absinkt.

g) *Dieses Aufladeexperiment können Sie beliebig oft wiederholen.*

h) *Es ist jedoch wichtig, daß Sie über den Störzonen in Seite und Höhe die optimalen Strahlungszonen finden.*

Nachdem ich festgestellt hatte, daß der seitliche Auslenkungseffekt auf den Kondensator nur während des Aufladevorganges wirkt, folgten Überlegungen, wie dieser Aufladevorgang im Gange gehalten werden könnte.

Durch das Anlöten eines genau dimensionierten Ausgleichswiderstandes an die Kondensatorpole konnte verhindert werden, daß die volle Kondensatorladespannung erreicht wird. Weil durch den Ausgleichswiderstand mit zunehmender Ladespannung immer mehr Elektronen von Pol zu Pol zurückfließen, wird der Prozeß der Freisetzung von Elektronen zwischen den Kondensatorschichten zu einem Dauerprozeß, so daß auch die seitliche Auslenkungskraft dauernd wirkt.«[7]

---

[7] Erwin Schumacher, IAG

Der Geotensor

Ob Rute, Pendel oder Tensor, immer ist die Reaktion des Geräts eine Antwort des Unterbewußten auf eine Frage. Es gibt keine Gesetzmäßigkeit an sich. Stellt man also die Frage: »Ist hier eine krankmachende Wasserader?«, dann kommt eine Reaktion nur zustande, wenn auch dem Unterbewußtsein das entsprechende Zeichen eingegeben wurde. Will man bei der Bejahung einer Frage einen Rechtskreis und bei der Verneinung einen Linkskreis, dann erhält man auch diese Zeichen. Jeder kann persönlich mit seinem Gerät eine größere Zahl an Zeichen »vereinbaren«! Das Unterbewußtsein läßt entsprechend der Fragestellung und der erforderlichen Antwort Energieströme fließen, die den Indikator in die entsprechende Bewegung auf energetisch-magnetischem Wege bringen.

Es fließen wirklich Energieströme, und das spürt man. Jeder kann nur eine bestimmte Zeitlang »muten«, dann setzt tatsächliche Erschöpfung ein. Hinzu kommen Tage, an denen der Anfänger Schwierigkeiten hat, so zum Beispiel bei Neumond oder bei bestimmten Wetterwechseln. Ab Einbruch der Dunkelheit sollte man nicht mehr arbeiten, ebensowenig, wenn man selbst erkrankt ist. Die beste Zeit ist am Vormittag gegen 11 Uhr, zumindest für Anfänger.

SCHÜTZEN UND HEILEN BEI GEOPATHIE

Wir basteln uns selbst eine voll funktionstüchtige Rute

Die folgende Anleitung ergibt eine voll brauchbare Rute. Industrieprodukte sehen lediglich perfekter aus. Es muß nicht Gold, Silber oder Messing sein. Es geht mit allen Materialien.
Eine Einhandrute ist dreiteilig:
ein Handgriff fast beliebiger Form,
ein Stahldraht von 30 bis 60 cm Länge,
ein Gewicht am Kopf.

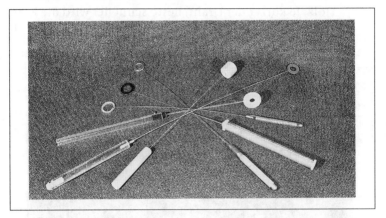

Verschiedene Einhandruten

Als Handgriff verwenden wir ein Rund- oder mehreckiges Holz oder Kunststoff (Besenstiel oder Feilenheft), etwa im Durchmesser von 20 bis 30 mm und einer Länge von etwa 10 bis 15 cm. An einer Seite bohren wir ein Loch von 0,8 mm oder schlagen einen entsprechenden Nagel ein, den wir dann wieder entfernen.
Die eigentliche Rute besteht aus einem Stahldraht von 1mm Durchmesser (Eisenwarenhandel). Die Länge sollte zuerst etwa 50 cm betragen. Jetzt stecken wir den Draht in die vorbereitete Bohrung.

SCHÜTZEN UND HEILEN BEI GEOPATHIE

Am anderen Ende erhält der Draht das Gewicht. Dieses soll nur für ein ruhiges Auf und Ab der Rute sorgen. Im einfachsten Fall stecken wir einen größeren Korken auf. Auf unserer Abbildung ist es ein Rundholz von 30 mm Durchmesser und 25 mm Länge. Jetzt schlagen wir die Rute an, damit diese hin- und herschwingt. Das sollte bedächtig, nicht zu langsam, aber auch nicht zu schnell geschehen. Die Rute sollte knapp zweimal in der Sekunde hin- und herschwingen.

Wir verschieben jetzt den Korken oder das durchbohrte Holz. Je kürzer der Draht, desto schneller wird die Rute. Unter 30 cm sollte der Draht nicht gekürzt werden, je länger, desto empfindlicher wird die Rute.

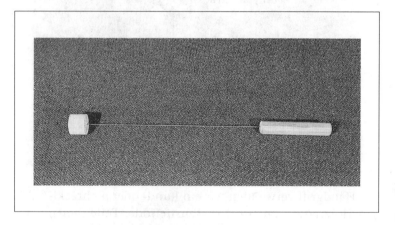

Einhandrute (Biotensor, Geotensor) selbstgemacht

Viel Spaß beim Basteln. Jetzt sind Sie stolzer Rutenbesitzer, aber zum Geopathologen ist noch ein weiter Weg. Vermehren Sie nicht das Heer der sich selbst überschätzenden Stümper.

SCHÜTZEN UND HEILEN BEI GEOPATHIE

Kurzer Rutenkurs

Geringe Sensitivität läßt sich bei entsprechender Anleitung schnell und erheblich steigern. Wer auch nur den geringsten Ausschlag bei den ersten Versuchen erzielte, kann hier durchaus optimistisch sein.

Sensitivität ist kein Privileg irgendwelcher Außenseiter oder hat gar mit Humbug, Scharlatanerie oder Schwarzer Magie zu tun. A priori dürfte jeder Mensch einen Teil dieses Sinnes über die Jahrtausende gerettet haben. Sensitivität wird oft bei den Künstlern angesiedelt, und das hat viel für sich. So gibt es eigentlich keinen total unmusikalischen Menschen, der Betreffende muß nur herangeführt werden. Zwar wird nicht jeder ein Klaviervirtuose, aber zum Hausgebrauch würde es bei vielen reichen, eine dementsprechende Anleitung vorausgesetzt. Das gleiche ließe sich über das Zeichentalent sagen. Eines müssen Sie sich klarmachen. Eine Rute oder ein Pendel ist nichts als ein Werkzeug und weiß von sich aus nichts.

Mit einer Rute verhält es sich ähnlich wie mit einem Computer. Erstens benötigen Sie für die richtige Aufgabe den richtigen Computer. Zweitens benötigen Sie die passende Software, sonst läuft nichts.

Der Computer ist Ihr Vegetativum, der Schreiber ist die Rute oder das Pendel, und die Software muß Ihnen eingegeben werden.

Der Körper gibt genaue Antworten, wenn man richtig fragt.

Wenn Sie die Rute in die Hand nehmen und diese beginnt zu schwingen, so zittern lediglich Ihre Hände.

Zuerst ist eine klare Zeichensprache zu vereinbaren, dann sind klare Fragen zu stellen.

Sie werden in der Regel mit einer Einhandrute arbeiten, nur diese arbeitet im Stand. Inzwischen gibt es einige Ausführungen. Beginnen wir jetzt mit der Eingabe des Programms.

Sie sagen Ihrer Rute (und damit Ihrem Innersten), daß diese bei Ja oder Gut oder Plus senkrecht schwingen möge. Bei Nein oder Schlecht oder Minus solle diese waagerecht schwingen. Da Sie auch die Stärke der Einflüsse feststellen müssen, sagen Sie sich jetzt, daß die Zahl 10 = 100% der höchste Wert sei, z. B. die höchste Verstrahlung, die Sie je verspürt haben. Bei dieser Skala liegt die natürliche Strahlung immer unter eins.

Jetzt gilt es, die richtige Frage zu stellen. Sie werden das »Wunder« erleben, daß Ihr Körper genauestens zu unterscheiden weiß. Ein Beispiel: Sie suchen die erste geopathogene Zone. Entscheidend ist für Sie vorerst alleine der Störfaktor an sich, differenzieren können Sie später. Die Frage lautet also: »Ist hier etwas, das mich krank macht oder stört?«

Sie beginnen die Begehung. Die Rute wird waagerecht pendeln, was noch Nein bedeutet, oder auch stillstehen. Jetzt nähern Sie sich einer Störzone, die Rute dreht sich allmählich und schwingt nun senkrecht, was Ja heißt und anzeigt, daß hier eine Störzone vorliegt. Zuerst einmal durchschreiten Sie den weiteren Bereich langsam, bis die Rute wieder umschwenkt auf Nein.

Sie wissen jetzt Anfang und Ende der Störzone. Nun gehen Sie etwa in die Mitte der Störzone, die Rute pendelt senkrecht mit Ja. Jetzt zählen Sie langsam 2–3–4–5–6–7–8–9–10–11. 1 haben Sie ausgelassen, denn 1 ist die Grundeinstellung, die Sie immer voraussetzen. Bei einer bestimmten Zahl, sagen wir einmal 6, wird Ihre Rute auf Nein umschlagen, das soll heißen – Nein, Stärke 6 liegt hier nicht vor – also die Stärke: 5! Sie kontrol-

SCHÜTZEN UND HEILEN BEI GEOPATHIE

lieren dies, indem Sie zurückzählen auf 5, jetzt müßte die Rute wieder Ja anzeigen.

Beim Vorfinden starker Strahlung kann sich 10 ergeben. Sie zählen aber weiter auf 11, jetzt muß die Rute auf Nein gehen, denn 11 = 110% kann es nicht geben. Auf diese Weise kontrollieren Sie sich immer wieder selbst.

Die Gegenkontrolle nach unten sozusagen verläuft folgendermaßen: Sie gehen ja immer mit der Behauptung 1, und die Rute sagt Ihnen, ob der wirkliche Wert über oder unter 1 liegt. Sie erhalten aber schon länger ständig Nein und sind verunsichert, ob denn hier wirklich nichts Störendes vorhanden sei. Daher zählen Sie langsam abwärts: 0,9–08–07–0,6 usw. Jetzt schlägt die Rute z. B. bei 0,6 um auf Ja, was heißt, daß hier eine natürliche Strahlung der Stärke 0,6 vorliegt. Die natürliche Strahlung liegt meist zwischen 0,2 und 0,8. Die Gegenkontrolle verläuft ähnlich. Sie zählen 0,7 und wieder muß sich Nein einstellen.

Bisher war die Fragestellung: krankmachend – störend. Jetzt fragen Sie die verschiedenen Möglichkeiten ab.

Noch schlägt die Rute auf Ja. Sie fragen jetzt: »Wasser«? Möglicherweise bleibt das Ja, wenn es sich tatsächlich um Wasser handelt, dann fragen Sie noch, wenn es Sie interessiert: linksdrehend? – rechtsdrehend? Sie werden nur einmal Ja erhalten. Die Rute ging bei der Frage nach Wasser auf Nein – dann fragen Sie weiter ab: »Verwerfung«? – »Radioaktivität«? »10-m-Gitter«? Sie werden einmal Ja erhalten, sonst Nein. In den Fällen, in denen zwei störende Noxen vorhanden sind, auch einmal ein doppeltes Ja.

Bei der mentalen Fragestellung: »krankmachend – störend« schließen Sie bewußt wie unbewußt das Hartmanngitter aus.

Also noch einmal: Das Hartmanngitter macht nicht krank und wird bei dieser Fragestellung auch nicht ermittelt. Sogenannte Curry-Adern, nach meiner Erfahrung Reflexe, erhalten Sie, soweit pathogen, bei der genannten Fragestellung. Das 10-m-Gitter ist immer pathogen (krankmachend) und müßte bei der Fragestellung: »Ist hier etwas krankmachend, störend?« ermittelt werden. Das ist jedoch bei verschiedenen Ruten, je nach Länge, nicht der Fall. Je länger die Rute, desto günstiger.

Sie müssen also in jedem Fall durch die Frage: »Wo ist das 10-m-Gitter?« abklären, ob Sie dieses bereits als Störzone ermittelt haben, oder ob Sie es getrennt suchen müssen!

»Erdstrahlen« selbst hergestellt

Es gibt recht einfache Versuche, sich die Entstehung geopathogener Zonen zu verdeutlichen.

Diese Versuche beweisen eindeutig: Es gibt keine geheimnisvollen unterirdischen »Sender«. Das, was wir unter Erdstrahlen verstehen, ist nichts anderes als der veränderte Erdmagnetismus beim Durchgang durch ein bestimmtes Medium.

Versuch 1
Halten Sie Ihre Einhandrute (oder Pendel) über einen Wasserhahn. Sobald Sie das Wasser fließen lassen, zeigt Ihre Rute Reaktion an.

Versuch 2
Halten Sie die Rute über ein Aquarium. Sobald Sie die Umwälzpumpe einschalten, reagiert Ihre Rute.

Versuch 3
Füllen Sie eine Schüssel mit Wasser. Lassen Sie jetzt je-

mand mit einem Löffel das Wasser umrühren, und Ihre Rute wird dies registrieren.
Versuch 4
Legen Sie im Garten einen Schlauch aus. Sobald jemand das Wasser anstellt, wird Ihre Rute es anzeigen.
Wenn Sie dieser kurze Rutenkurs neugierig gemacht hat, empfehle ich Ihnen den Besuch eines »Intensiv-Seminars«.

Die Diagnose der Geopathie

Dieses Buch will den interessierten Laien ebenso ansprechen wie den medizinisch Tätigen.
Unter den Heilberufen – Ärzten wie Heilpraktikern – wird es Personen mit hoher Sensitivität, wie auch mit geringer oder keiner geben. Hilfe sollte dagegen jeder betroffene Patient erwarten können. Daher muß dieses Kapitel »Diagnose« mehrere Aufgaben erfüllen.
Der Laie oder Betroffene sollte Wege finden, wie Hilfe zu erhalten ist. Keineswegs will dieses Buch ein Heer an medizinischen Laien dazu ermuntern, in ihrer Umgebung fröhlich drauflos zu therapieren. Dann hätte dieses Buch seinen Zweck verfehlt. Ich warne alle Nichtberufenen ausdrücklich davor, voreilig und leichtfertig Diagnosen zu stellen. Während der Entstrahlungstherapie wird die körpereigene Abwehr, die oft jahrelang darniedergelegen hatte, wieder in Gang gesetzt. Das heißt auch, daß bei diesem Reinigungsprozeß der Zellen so viele gespeicherte Giftstoffe frei werden können, daß der Körper förmlich überschwemmt wird.
Der Laie sollte durch dieses Buch angeregt werden, sich der Hilfe der geeigneten Helfer zu versichern und nicht mehr den Aussagen schlecht informierter Ärzte trauen – mehr nicht! Stümper an der Rute haben in der Ver-

gangenheit genug angerichtet. Wir wollen keine zweite Personengruppe heranzüchten, die mit Halbwissen Schaden anrichtet.

Der nicht sensitive Behandler sollte aus den vielen zu nennenden diagnostischen Möglichkeiten die Methode finden, mit der er oder sie den betroffenen Patienten dem Geopathologen zuführt.

Der Geopathologe oder die Geopathologin benötigen höchste Sensitivität. Der Indikator Mensch ist so unübertrefflich in den Möglichkeiten, daß darauf keinesfalls verzichtet werden kann.

Es dürfte dann zum Berufsethos gehören, daß der Geopathologe fairer Partner der anderen Kollegen ist und sich nicht zum Kritiker oder Konkurrenten aufschwingt.

Die nahe Zukunft wird beweisen, daß wir tausende Geopathologen benötigen; noch gibt es erst einige Hundert. Anfangs werden die Heilpraktiker, die sich mit der Annahme von Erfahrungswissen weniger schwer tun, noch das Gros stellen. Später werden die Ärzte überwiegen, zumindest müßte es so sein – oder bin ich zu optimistisch?

Soll es denn immer so bleiben, daß auf Krankenschein allenfalls Krankheit zu erhalten ist – heißt dieser doch auch so – und für Gesundheit muß man zahlen?

Geopathologie nach Kopschina

Im Folgenden möchte ich darstellen, wodurch sich mein System der Geopathologie von bisherigen Handlungsweisen unterscheidet.

Generell konnte bisher lediglich vom (hoffentlich richtigen) Handeln des Rutengängers Hilfe beim Vorliegen geopathischer Belastung erwartet werden. Somit lag

SCHÜTZEN UND HEILEN BEI GEOPATHIE

dieser so wichtige Part der Gesundheit oder auch Krankheit in den Händen von Amateuren. Diesen wiederum stand kein einziges wirksames Abschirmmittel zur Verfügung. Die Abhilfe beschränkte sich auf Maßnahmen am Standort. Der Mensch, der oder die Betroffene, blieb außen vor. Kontrolle erfolgte nicht.

Das Vorgehen der Rutengänger kann man in drei Methoden einteilen:

Methode eins: Die geopathische Belastung am Standort wird festgestellt. Die Betroffenen können aufgrund großer Räume auf einen freien Standort ausweichen. Oder es wird ein anderer Raum als Schlafzimmer eingerichtet. Schlimmstenfalls wird ein Umzug erwogen.

Methode zwei: Nach Feststellung der Störzonen wird das Bett um ein weniges soweit verstellt, daß wenigstens die die Strahlung konzentrierenden Kreuzungen außerhalb des Bettes zu liegen kommen.

Methode drei: Es wird ein Abschirmgerät oder eine Matte eingesetzt. Da ein strahlenundurchlässiges Material unbekannt war, bleibt der gewünschte Effekt aus.

Die Erfolge aller Methoden waren bescheiden, wie ich anhand von tausenden Leserbriefen beweisen kann.

Grundsätzlich steckt in allem Handeln ein großer Denkfehler. Geopathische Störzonen sind nichts Konstantes. Diese **Geopathische Störzonen sind nichts Konstantes.** verändern sich im Jahresrhythmus, entsprechend der Mondphase, abhängig vom Wetter und von laufenden Veränderungen im Untergrund.

Die größten Veränderungen entstehen im Wohnhaus durch auch nur geringes Verstellen metallener Gegenstände, besonders im Keller. Da wirken mit: Fahrräder, Tischtennisplatten, Sportgeräte, Musikinstrumente wie Schlagzeuge, abgestellte Gegenstände wie Fernsehzimmerantennen, aber auch Eimer, z. B. Farbeimer, Büchsen. Alle diese Gegenstände wirken nicht anders als die sogenannten Entstrahlungsgeräte.

Hieraus folgt: Störzonen ändern sich, die vorgenommenen Maßnahmen dagegen bleiben konstant, somit wird aus kurzfristiger Abhilfe neue Schädigungsmöglichkeit.

Vordringlich war also das Finden eines abschirmenden Materials.

Was wurde da nicht alles versucht! Von Aluminiumfolien über Kupfergeflecht bis zur Bleiplatte. Alle Metalle haben nur die eine Wirkung: aus jeder schmalen Störzone eine bettgroße zu machen.

Nach jahrelangen Versuchen konnte ich das Problem mit einem besonders hergestellten Kork lösen. Nachdem mir dieser Kork das Geheimnis der Wirkung entschlüsselte, konnte die Suche nach weiteren Materialien erfolgen. Jetzt steht ein weiteres Material zur Verfügung in Form der Zellglasplatte. Dieses Material stelle ich Ihnen im Kapitel Hausneubau vor.

Der Spezialkork wie die Zellglasplatte lassen die, wie wir in anderen Artikel lesen werden, »abgebremsten, thermischen Neutronen« nicht durch. Durch millionenfache Brechung in den Poren erfolgt eine weitere Herunterbremsung der Neutronen bis zu ihrer völligen Eliminierung.

Rutengänger, die auf das Hartmanngitter eingeschworen sind, bestreiten vehement die Wirkung meiner Abschirmungen, da nach der Verlegung immer noch dieses Gitter vorhanden sei. Richtig – ich eliminiere das, was krank macht, die Neutronen. Die Gitterstrukturen bleiben selbstverständlich.

Inzwischen liegen zwei, von mir nicht in Auftrag gegebene Untersuchungen vor, die mit rein physikalischen

SCHÜTZEN UND HEILEN BEI GEOPATHIE

Mitteln das Besondere an meinem Kork beweisen. Alles Weitere ist im Kapitel Kork nachzulesen.

Nachdem abschirmende Materialien gefunden waren, konnten die Eigenschaften der verschiedenen Gitter ermittelt werden. Zusätzlich konnte der Strahlenweg festgestellt werden. Durch Unterlegen von Kork gaben die Gitter weitere Geheimnisse preis.

Spezialkork eliminiert die abgebremsten Neutronen, nicht die Gitternetze.

Ergebnis: Hartmanngitter – nicht pathogen.
> Currynetz, waagerechte Reflexe von 10 m Doppelgitter – hoch pathogen.
> Benkers 10-m-Gitter, da als Doppelzone erscheinend – hoch pathogen.

Tatsächlich sind die Reflexe oft verheerender in der Auswirkung als die Störzonen selbst, überschreiten diese doch nur selten Breiten von 30 – 40 cm. Ist erst einmal ein etwa waagerechter Reflex entstanden, teilt sich dieser allen Metallen mit, Spiegel, Lampen usw. Der Raum ist von einem Gewirr an Strahlen erfüllt. Die Auswirkung auf den Betroffenen ist verheerend.

Als weiteren wichtigen Punkt meiner Arbeit sehe ich die konsequente Einführung einer mentalen Zählweise an. Auch die Münchener Professoren stellten in ihrer Untersuchung fest, daß die meisten Rutengänger allzu sensibel auf alles Mögliche reagierten.

Machen Sie sich doch einmal klar, auf welch unfaßbar kleine Energien unser Körper mit der Rute oder dem Pendel reagiert. Falls Sie keine präzise Frage stellen, schlägt die Rute auf jeden Gegenstand an und sei es ein Streichholz. Sie erhalten dann ein Plus- und am anderen Ende ein Minuszeichen. Das sind jedoch lediglich die biologischen Polaritäten, die allem zu eigen sind. Daraus Aussagen über Gefährdungen zu machen, wäre beinahe kriminell.

Auf einen anderen Sektor übertragen hieße das z. B. keinen Unterschied zu machen zwischen einer Hochspannungsleitung von einigen hunderttausend Volt und einer Monozelle von 1,5 Volt. In beiden Fällen schlägt ein Voltmeter aus. Nur dieses stellen Sie vorher auf den entsprechenden Meßbereich ein!

Machen Sie das gleiche! Entweder schalten Sie sich auf Vollautomatik; Sie fragen also mental: Ist hier etwas, das mich krank macht? Oder Sie schalten den richtigen Meßbereich ein! Ist hier etwas stärker als 1? Strahlung von 0,1–1 liegt im Bereich natürlicher Strahlung.

Ohne quantitativer Bewertung ist eine Standortstörung nicht durchzuführen. Sie stellen am Bett Belastung fest, verlegen z. B. meine Korkmatte, halten die Rute erneut über das Bett und diese schlägt nach wie vor aus. Also ist Strahlenschutzkork nach Kopschina genauso unbrauchbar wie alles anderes bisher!?

Jetzt setzen Sie die Zählmethode ein. Ein belastetes Bett erbringt z. B. die Höchstbelastung von 10. Eine erneute Messung nach Verlegung der Matte erbringt noch 0,3. Das heißt, es existiert nur noch eine Reststrahlung von einem Dreißigstel des Vorherigen. Das ist weniger als die Umfeldstrahlung.

Eine andere Möglichkeit ist im Kapitel Reflexe ausführlich erklärt. Hier nur kurz: Sie stellen nach Verlegung der Matte immer noch hohe Strahlung fest, sagen wir Stärke 8. Dann fragen Sie die Rute: Kommt diese Strahlung von unten? Sie erhalten mit Sicherheit ein – Nein! Also haben Sie einen Reflex aus dem Raum (Curry).

Jetzt gehen Sie an jeden Metallgegenstand, sei er noch so klein und fragen: Kommt von dort der Reflex? Die Rute wird Ihnen den richtigen Gegenstand zeigen.

Vergleichbare Werte unterschiedlicher Untersucher mit der Einhandrute können nur erzielt werden, wenn alle

Anwender das gleiche System benutzen. Hierzu ist es erforderlich, daß jeder Untersucher nach dem gleichen Programm arbeitet. Wir gehen davon aus, daß die Zahl 10 die jeweils denkbar höchste Bela-

Einheitliches Untersuchungssystem für alle Anwender erleichtert die Vergleichbarkeit.

stung ist. Bei dieser Skala befinden sich dann die Werte natürlicher Strahlenbelastung unter dem Wert 1. Der Untersucher programmiert sich ebenso auf eindeutige Zeichen für die Anzeige der Rute. Hierbei soll sinnvollerweise, dem Kopfnicken entsprechend, die vertikale Bewegung der Rute »ja« bedeuten, wie auch »+«, wie auch »positiv«, wie auch »gut«, während das horizontale Bewegen der Rute, dem Kopfschütteln analog, »nein«, »negativ«, »schlecht« usw. bedeuten soll.

Führt der Untersuchende nunmehr die Rute an eine bestimmte Körperstelle eines zu Untersuchenden, so wird die Rute waagerecht oder senkrecht schwingen. Das waagerechte Schwingen würde also bedeuten, daß hier keine signifikante Verstrahlung vorliegen kann, sondern daß die Strahlung unter dem Wert 1 liegen wird. Wer sich nun kontrollieren will, möge rückwärts zählen 0,9; 0,8; 0,7; 0,6 und hier etwa in diesem Bereich wird dann die Rute auf vertikales Schwingen umschlagen und damit die Stärke der natürlichen Strahlenbelastung angeben. Schwingt die Rute beim Nähern an den Probanden bereits senkrecht, bedeutet dies, daß auf jeden Fall eine Strahlung über 1 vorliegt. Der Therapeut wird nun weiter zählen 2, 3, 4, 5 bis 10. Bei einer der genannten Zahlen wird dann die Rute auf »nein« umschlagen.

Sollte die Stärke der Verstrahlung »10« betragen, wäre also das Weiterzählen auf »11« erforderlich. Hier muß dann die Rute auf »nein« umschlagen, denn 110% Belastung ist nicht denkbar. Schlägt nun die Rute beim

Übergang von einer zur anderen Zahl auf »nein« um, dann ist die davorliegende Zahl die Zahl der exakten Belastung. Präzise gesagt, sagt die Rute »ja« bei »6«, und »nein« bei »7«, ist die Strahlungsbelastung »6«. In vielen Seminaren mit nunmehr einigen hundert Teilnehmern konnten wir in Reihenuntersuchungen feststellen, daß die Abweichung der Personen nach etwa einem Jahr Praxis untereinander bei gleichem Befund ← im Schnitt »1« betrug. D. h. daß bei einer vermutlich exakten Belastung von beispielsweise »6« die angegebenen Werte lediglich zwischen »5« und »7« streuen. Letztlich wird eine größere Genauigkeit in Blutlabors u. ä. Einrichtungen auch nicht erreicht.

Wesentlich ist die Differenzierung nach der Art der Strahlenbelastung, wobei wir dann zu den geopathisch bedingten Faktoren weitere Strahlenursachen hinnehmen müssen. Cäsium aufgrund radioaktiv belasteter Nahrungs- und Genußmittel oder Kobalt aufgrund kobalt konservierter Nahrungsmittel. Diese Differenzierung geschieht zweckmäßigerweise an der Schilddrüse. Hier kann, nachdem mit der Rute der Absolutwert festgestellt wurde, nacheinander abgefragt werden, Wasser, Verwerfung, Globalgitternetz, Radon, Kobalt, Cäsium.

Messungen immer der Reihe nach: von den allgemeinen zu den präzisen Fragen.

Des weiteren darf technische Strahlung nicht vergessen werden. Hier denken wir fast ausschließlich an die Strahlungen der Digitalanzeige der rot leuchtenden Radiowecker. Diese senden eine Strahlung, die zu schwersten neurologischen Schäden führt. Es wird immer erreicht, daß die Rute nur bei den wirklich in Frage kommenden Faktoren die »Ja-Angabe« gibt und ansonsten auf »nein« umschlägt. Selbstverständlich ist Doppelnennung möglich, im Grenzfall auch Dreifachnennung, falls die entsprechende Belastung vorliegt. Vorgenanntes bezog sich auf die Messungen bzw. Untersuchungen am Körper des Patienten. Ersatzweise oder ergänzend kann das gleiche Vorgehen bei Urin-, Haar- und Blutproben angewandt werden.

Mentaler Geotest

Die wichtigste Tätigkeit des Geopathologen wird die genaue Körpertestung auf Verstrahlung sein.
Hier erzielen Sie die überzeugendsten Erfolge und leisten die wichtigste diagnostische Arbeit. Selbst der schärfste Kritiker verstummt, hat dieser einmal zugesehen. Prinzipiell braucht Ihnen der Patient keine Beschwerden zu nennen. Sie finden diese auch so heraus. Nehmen wir an, Sie haben den Punkt größter Strahlenbelastung am Rücken festgestellt und drücken nun genau auf diesen Punkt; Sie werden das Vertrauen des Patienten gefunden haben, »denn wie konnten Sie denn wissen, daß es mir hier weh tut?«
Oder Sie stellen fest: Das linke Ohr ist verstrahlt, das rechte ist frei, und der Patient bestätigt: »Stimmt, links höre ich kaum noch was.«
Die Beispiele wären beliebig fortzusetzen.

Nicht alle verstrahlten Körperteile machen Beschwerden, aber fast alle Beschwerden befinden sich im verstrahlten Gebiet.

Trotzdem seien Sie mit Äußerungen zurückhaltend, der Patient bestätigt auch so Ihre Untersuchung.
Beachten Sie folgendes:
Beim Vorliegen einer Geopathie müssen nicht alle verstrahlten Areale Beschwerden machen, aber fast alle Beschwerden befinden sich im verstrahlten Gebiet.
Bei Kopfschmerzen ist in der Regel der Hinterkopf ver-

strahlt, aber nicht jeder verstrahlte Hinterkopf verursacht Kopfschmerzen.

Falls bei Frauen eine Brust oder der Unterleib im Gegensatz zu anderen Körperteilen keine Verstrahlung anzeigt, heißt das nicht unbedingt, daß hier keine Schädigung vorliegt, es kann auch die Brust durch Operation entfernt sein, oder es liegt eine Totaloperation vor.

Ist auch nur ein Eierstock verblieben, kann trotz Totaloperation noch Verstrahlung festgestellt werden.

Im allgemeinen trifft die Störzone am Schlafplatz des Patienten nicht den ganzen Körper, so daß sich ein bestimmtes Belastungsmuster ergibt. Nehmen wir z. B. an, daß nur ein mittlerer Bereich des Körpers getroffen wird, sagen wir ab der Schilddrüse bis zum Magen.

Die ermittelte Stärke der Belastung wird von Untersucher zu Untersucher immer etwas abweichen, aber nicht um mehr als 1–2 Punkte auf der gedachten 10er Skala.

Da die geopathische Belastung stets unabhängig von partieller Verteilung und Stärke zu beseitigen ist, sind Fehldiagnosen bei sorgfältig eingewiesenen und mit ausreichender Sensitivität ausgestatteten Behandlern ausgeschlossen.

Der Test am Körper des Patienten in der Praxis ist Grundvoraussetzung für eine Beherrschung der Geopathologie. Alle später am Standort des Patienten zu ergreifenden Maßnahmen, sei es durch Sie oder eine andere Person oder gar durch den Patienten selbst, werden kontrollierbar.

Immer muß nach angemessener Zeit die Verstrahlungsfreiheit am Patienten nachgewiesen werden.

Sie beginnen mit Ihrer Untersuchung am Kopf, zuerst oberhalb der Haare. Wenn die Rute senkrecht, also mit Ja schwenkt, zählen Sie weiter, bis die Rute umschlägt.

SCHÜTZEN UND HEILEN BEI GEOPATHIE

Schlägt diese bei 8 auf Nein um, heißt das – eine Verstrahlung von 7 liegt vor.
Jetzt gehen Sie weiter, wobei sich bei mir folgendes zweckmäßige Schema ergab:
Nase – Augen – Zähne – Ohren
Schilddrüse – Brüste – Magen – Leber – Milz – Genitalien
Schultergelenke – Ellenbogengelenke – Handgelenke
Kniegelenke – Fußgelenke
dann:
Wirbelsäule
Um Mißverständnissen vorzubeugen: Sie haben jetzt die Areale der genannten Organe usw. getestet, das heißt aber nicht, daß damit eine organbezogene Diagnose vorläge.
Finden Sie z. B. starke Belastung im Bereich Magen, dann können aber ebensogut die Därme oder die Bauchspeicheldrüse belastet sein.
Sie finden hohe Belastung im Bereich Genitalien, dann kann genausogut die Blase betroffen sein.
Geopathie ist eine eigenständige Krankheit im Range einer Fokalerkrankung und wird mit eigener Methodik behandelt. Die belasteten Organbezirke werden zur Kenntnis genommen und sind hilfreich bei der Einschätzung des Therapieverlaufs. Die festgestellte Strahlenbelastung eines Organbezirkes ist aber keinesfalls Anlaß alleine zu therapeutischen Maßnahmen, bezogen auf dieses Organ.

Das Strahlenverteilungsmuster des Körpers wird mit der vom Patienten angegebenen Symptomatik verglichen.

Sie haben jetzt ein Strahlenverteilungsmuster des ganzen Körpers. Jetzt vergleichen Sie die vom Patienten angegebene Symptomatik mit Ihren Ermittlungen.
Immer, wenn Beschwerden mit einer hohen Belastung des Gebietes einhergehen, haben Sie eine hohe Hei-

lungschance, denn die Ursache Geopathie beseitigen Sie ja kausal. Sie werden jetzt chronische Prozesse recht kurzfristig zur Ausheilung bringen.

Gibt der Patient Beschwerden an Stellen an, die Sie noch nicht als belastet fanden, kontrollieren Sie nochmals. Es gibt kleinste Strahleninseln aufgrund partieller Reflexe.

Findet der Ort der Beschwerden keine Übereinstimmung mit dem Belastungsmuster, müssen Sie akzeptieren, daß es auch andere Krankheitsursachen gibt, was Sie nicht daran hindert, die geopathische Belastung zu beseitigen. Selbst dann kann noch ein Erfolg eintreten durch die wiederhergestellte körpereigene Abwehr oder ganz allgemein durch Hebung des Gesundheitszustandes.

Mentaler Meridiantest

Der zu Untersuchende legt seine beiden Hände auf einen Tisch, die Finger gespreizt und so, daß sie sich nicht berühren. Bei einem ungestörten Vegetativum muß allen Fingern und Daumen ein gleiches Energiepotential entströmen. Das Prinzip ähnelt dem der Akupunktur und den dazugehörigen Meridianen. Vereinfacht ausgedrückt endet an jedem Finger ein Meridian. Man stellt sich nun folgendermaßen ein: Entströmt dem Finger volle Energie, so soll das Pendel waagerecht schwingen, was heißen soll, daß hier keine Störung vorliegt. Schwingt das Pendel senkrecht, bedeutet das, daß dieser Meridian gestört ist. Eine Heilung hat erst stattgefunden, wenn alle Finger wieder energetisch gleich strahlen.

Bei mittlerer Verstrahlung durch Erdstrahlen sind meist an jeder Hand 1–2 Finger gestört. Bei starker Ver-

SCHÜTZEN UND HEILEN BEI GEOPATHIE

strahlung ergeben sich meist zwischen 4–6 gestörte Finger. Selbstverständlich könnten auch die Füße in diese Diagnosemethode einbezogen werden. Auch hier stellt sich wieder eine Analogie zu einer anderen Methode, nämlich der Fußreflexzonentherapie, heraus.

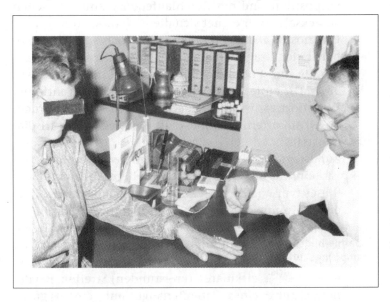

Hier erpendelt der Autor die Ausstrahlung der Fingerspitzen.
Beim geopathisch verstrahlten Patienten sind meistens mehrere Finger gestört. Während der Therapie vermindern sich diese gestörten Finger-Meridiane, wobei auch im Sinne der Regression (Rückbildung) die betroffenen Finger wechseln können.

Die Irisdiagnose

Die Geotensor-Diagnose ergab eine geopathische Verstrahlung des Patienten. Jetzt gilt es, einer skeptischen Menschheit möglichst noch einen Beweis auf andere

SCHÜTZEN UND HEILEN BEI GEOPATHIE

Weise zu liefern. Dazu ist mir persönlich eine Entdeckung geglückt, die ich hier darstellen möchte.

Die Zuverlässigkeit der Irisdiagnose kann von niemandem mehr ernsthaft bezweifelt werden. Das Auge, hier besonders die Iris, ist Spiegelbild der Konstitution, der Disposition und des durchlaufenen gesundheitlichen Schicksals. Zwar eignet sich diese Methode weniger zur Diagnostik akuter Erkrankungen, doch weist sie auch bei akuten Krankheiten den Diagnostiker auf Schwachpunkte hin. Entscheidend ist, daß die Iris nichts »vergißt«. Die entfernten Mandeln ebenso wie der entfernte Wurmfortsatz werden registriert. Jeder Knochenbruch, ja selbst entfernte Zähne stellt der Meister der Irisdiagnose fest.

Zur Diagnose einer vorhandenen Geopathie dagegen ist kein Meister erforderlich. Auf diesen Umstand oder dieses typische Zeichen aufmerksam gemacht, genügte eine Fotolupe mit 8facher Vergrößerung zur Diagnose.

Im Falle einer Geopathie bilden sich Krampfringe auf der Iris. Auf der nächsten Seite können Sie die Abbildung einer Iris sehen. Auf der Abbildung erkennt man ganz deutlich die zirkulären (kreisrunden) Streifen. Bei der Betrachtung eines Patientenauges mit einem guten Irismikroskop sieht man diese Ringe (Krampfringe) viel deutlicher.

Vor einiger Zeit wurde ich auf den Zusammenhang der Krampfringe mit Geopathien aufmerksam; seither habe ich bei jedem Patienten mit einer festgestellten Geopathie diese Krampfringe gefunden.

Man muß damit rechnen, daß es keine Regel ohne Ausnahme gibt. Solange wir andererseits krampfhaft nach einer einfachen Methode der Vorsorgeuntersuchung suchen, ist dies die bisher sicherste und einfachste Methode. Ein hochwertiges Irismikroskop besitzt zwar nur

SCHÜTZEN UND HEILEN BEI GEOPATHIE

der entsprechend ausgerüstete Heilpraktiker, jedoch kostet eine 8fache Lupe mit eingebauter Leuchte im Fotohandel nur wenige Mark und sollte jedem praktizierenden Arzt zur Verfügung stehen. So könnte er bereits einen Großteil seiner von einer Geopathie betroffenen Patienten einer geeigneten Behandlung zuführen.

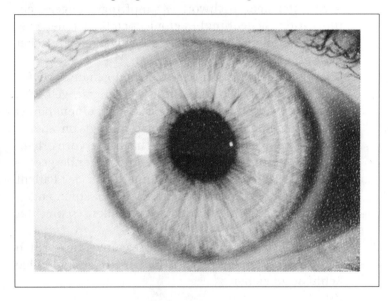

Diese Fotografie einer Iris zeigt die als Anzeichen für das Vorliegen einer Geopathie identifizierten Krampfringe. Auch der Laie erkennt hier mühelos die kreisrunden Helligkeitsabstufungen.
So deutlich sind diese Ringe nicht immer zu sehen. Es kann sich entgegen der obigen Abbildung auch nur um einen Ring handeln. Auch kann dieser nur partiell, also teilweise vorhanden sein.

Bei fortgeschrittener Erkrankung, also schweren organischen Befunden, tritt oft entweder eine allgemeine Verfärbung der Iris in dunkle Brauntöne oder eine partielle Entfärbung besonders am Außenrand ein. In diesen Fällen wird der in Irisdiagnostik Unerfahrene die dann nur schwer erkennbaren Krampfringe nicht mehr feststellen. Diese schweren Krankheitsbilder sollten jedoch Anlaß genug sein, einen Patienten dem Geopathologen zuzuführen.

In einem »terminologischen Index« zur Irisdiagnostik wird unter dem Stichwort »Krampfringe« angegeben: umstrittene Bedeutung! Es gibt jedoch täglich neue Beweise, daß diese Krampfringe die Folge geopathischer Belastung sind.

Eines gilt allerdings für diese Zeichen genauso wie für alle anderen Iriszeichen: Diese werden nie gelöscht. Das Auge vergißt nichts. Sollte also nach einem länger zurückliegenden Umzug die Verstrahlung von alleine abgeklungen sein, so zeigen die nach wie vor vorhandenen Krampfringe auch eine zurückliegende geopathische Belastung an. Meist erinnert sich der Patient dann daran, daß er an dem in Frage kommenden Wohnort häufig krank war, zumindest schlechter schlief.

Hieraus ersieht man auch, daß es unverantwortlich wäre, aus nur einem diagnostischen Hinweis voreilige Schlüsse zu ziehen.

Die Biofunktionsdiagnostik

Die Biofunktionsdiagnostik ist erst einige Jahre alt. Bei dieser Methode wird das bio-energetische Potential des Menschen gemessen. Gebunden an die Namen der Entdecker oder der die entsprechenden Geräte produzierenden Industrie, entstanden verschiedene Bezeichnungen für diese Methode.

Letztendlich gehen die meisten Methoden auf die Elektroakupunktur nach R. Voll zurück.

SCHÜTZEN UND HEILEN BEI GEOPATHIE

Am Anfang stand die Akupunktur. Durch das Einstechen einer Nadel in ganz bestimmte Körperpunkte konnten erstaunliche Heilerfolge erzielt werden. Diese uralte Methode war von den Chinesen zu uns gekommen. Zuerst belächelt, wie alles Neue, ist sie heute auch in der Schulmedizin anerkannt.

Der Gedanke zu überprüfen, was es nun mit den uns überlieferten Akupunktur-Punkten auf sich hat, kam sehr bald. Es stellte sich heraus, daß diese Punkte einen wesentlich geringeren Widerstand zueinander haben, als es dem einfachen Hautwiderstand entsprechen würde. Somit fanden die von den Chinesen behaupteten Meridiane ihren meßtechnischen Beweis. Vermutlich wirken sie als Regulationsströme im Mesenchym, dem alles umhüllenden unspezifischen Bindegewebe.

Die Möglichkeiten dieser Methode gehen weit über die Diagnose der Geopathien hinaus. Gestattet doch die Biofunktionsdiagnostik die Diagnose aller Erkrankungen und die Austestung der erforderlichen Medikamente. Eine genaue Darstellung der Methode würde den Rahmen dieses Buches, das sich an Laien und an Fachleute wendet, sprengen. Der interessierte Fachmann möge die einschlägige Industrie um Informationsmaterial bitten.

Der Patient hält in einer Hand eine Elektrode. Der Untersucher tastet nun an der anderen Hand bestimmte Punkte nahe der Fingernagelbetten ab. Einen bestimmten Auflagedruck zeigt eine Anzeigelampe an. Bei der Messung der nur Millimeter großen Meßpunkte geben Abweichungen der Skalenanzeige bestimmte diagnostische Hinweise. Das Gerät verfügt außerdem über eine sogenannte Medikamentenwabe. In diese kann der Tester verschiedene Präparatampullen einsetzen. Das An-

SCHÜTZEN UND HEILEN BEI GEOPATHIE

steigen oder Absinken der Meßwerte läßt nun genaue diagnostische und therapeutische Hinweise erkennen. Mit dieser Methode lassen sich Geopathien völlig zweifelsfrei feststellen. Auch ergibt sich die genaue Art der Verstrahlung.

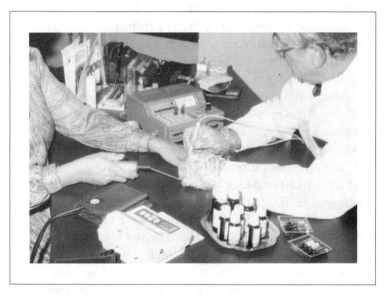

Der Autor bei der Biofunktionsdiagnostik. Die Patientin hält in ihrer rechten Hand eine Elektrode. An der anderen werden bestimmte Punkte an den Fingern abgetastet. Um Übergangswiderstände zu vermeiden, trägt der Untersuchende isolierende Handschuhe.
Im Hintergrund das dazugehörige Gerät. Im linken Teil des Gerätes erkennt man die sogenannte Medikamentenwabe. Sind die richtigen Medikamente gefunden und in die Wabe eingebracht, normalisiert sich die Meßgeräteanzeige.
Auch diese rein elektronische Methode beweist nachdrücklich die Wirksamkeit der homöopathischen Präparate.
Daß es sich bei Erkrankung wie bei der Therapie zuallererst um energetische Prozesse handeln muß, zeigt das Funktionieren dieser Meßmethode. Immerhin sind die Präparate in Ampullen eingeschmolzen, und doch geht deren energetische Information so in die Messung ein, daß sich sogar im Körper des Patienten während der Dauer der Messung Regulationsnormalisierungen einstellen.

Will ein Arzt oder Heilpraktiker, der nicht über die Sensitivität für Rute und Pendel verfügt, sich der Diagnose der Geopathien widmen, so hat er mit der Biofunktionsdiagnostik das Mittel der Wahl. Er müßte sich dann allerdings für Standortuntersuchungen der Zusammenarbeit mit einem Geopathologen vergewissern.

Die behaviorale Kinesiologie

Bitten Sie einen Freund oder ein Mitglied Ihrer Familie, sich als Testperson zur Verfügung zu stellen, und führen Sie folgenden Test durch:
1. Die Testperson steht aufrecht, der linke Arm hängt entspannt an der Seite herunter, der rechte Arm wird mit gestrecktem Ellenbogen parallel zum Boden gehalten.
2. Stellen Sie sich vor die Testperson, und legen Sie Ihre rechte Hand zur Stabilisierung auf die linke Schulter der Testperson. Legen Sie die linke Hand auf den ausgestreckten rechten Arm, genau oberhalb des Handgelenks.
3. Sagen Sie der Testperson, daß Sie versuchen werden, den Arm herunterzudrücken, während sie mit aller Kraft Widerstand leisten soll.
4. Drücken Sie den Arm ziemlich rasch und fest, jedoch nicht ruckartig, herunter. Es kommt darauf an, gerade so fest zu drücken, um das Sperren des Armes der Testperson feststellen zu können, nicht so stark, daß der Muskel ermüdet. Es kommt nicht darauf an, wer stärker ist, sondern ob der Muskel innerhalb der ersten 5 cm des Testradius das Schultergelenk gegen den Druck verschließen kann. Es ist dann etwa ähnlich einem Scharnier, das einrastet. Der Druck beim Testen darf nur ca. 3 Sekunden lang ausgeübt wer-

den. Bei längerem Drücken wird jeder Muskel müde, und Sie bekommen ein falsches Testergebnis.

Konnte die Testperson dem Druck widerstehen? Fast immer ist dies der Fall; der Arm bleibt ausgestreckt.

Führen Sie dann den Test noch einmal durch, während die Testperson eine der folgenden Tätigkeiten ausübt:
- Sie ißt etwas raffinierten Zucker.
- Sie hört Popmusik.
- Sie legt ein Stück Plastik auf den Kopf (eine Plastikeinkaufstüte reicht vollkommen).
- Sie blickt in fluoreszierendes Licht.
- Sie denkt an eine unangenehme Situation.

Das Ergebnis des Tests wird Sie überraschen. Nur selten gelingt es der Testperson, dem Druck zu widerstehen; der Arm läßt sich fast immer ganz herunterdrücken.

Wie ist das möglich? Obwohl der Testende den gleichen Druck ausübte wie zuvor, ist der Arm plötzlich schwach geworden. Es ist eine Entweder-Oder-Situation: Entweder der Arm gibt nach oder er gibt nicht nach.

Was ist eigentlich passiert? Anscheinend haben der raffinierte Zucker, die Musik oder die anderen Einflüsse **Geopathie schwächt** den Armmuskel zeitweilig geschwächt. **die Muskeln.** Derselbe Effekt würde bei jedem anderen Körperteil auftreten. (Wir verwenden diesen speziellen Muskel, den Deltamuskel, da er leicht zu testen ist.) Offensichtlich war die Energieversorgung im Körper während des Tests gestört.

Versuche mit dem Kinesiometer, einem Gerät zur Messung der Muskelkraft, ergeben, daß ein starker Muskel einem Druck von bis zu 40 Pfund widerstehen kann, während die Grenze eines schwachen Muskels bei 15 Pfund liegt. Es ist aber nicht bei jedem Test ein Druck von 40 Pfund notwendig, da wir ein Gefühl dafür entwickeln, ob der Muskel stark genug ist, um das Gelenk zu »sperren«. Wenn wir das »Sperren« im Muskel nicht feststellen können, ist er schwach, und dieser Unterschied ist sowohl vom Testenden als auch von der Testperson sofort festzustellen.

Zu beachten: Lachen Sie nicht, während Sie einen BK-Test durchführen oder selbst getestet werden.

Wenn der Muskel nicht geschädigt ist, wird er stark sein.

Dr. John Diamond führt die Wirkung auf die jeweilige Stärke des Thymus zurück.

Sie können jetzt der Testperson in die freie Hand die zu testenden Präparate geben, auch Testampullen aus der BFD, z. B. den Geo-Testsatz von Vega.

Immer wird der Muskel durch Schwächung oder Stärkung die körperliche Ablehnung oder Zustimmung zeigen.

Die behaviorale Kinesiologie ist die Testmethode, die ohne Gerät, also auch ohne Rute und Pendel, anzuwenden ist, um das Vorliegen geopathischer Belastung zu testen. (Mehr darüber in: »Der Körper lügt nicht«, Dr. John Diamond.)

Die Diagnose mit dem Bicom-Gerät[8]

Hierzu eignet sich das Bicom-Gerät in Verbindung mit dem sog. Drehungs- und Spintester, der auf eine Idee von L. Mersmann zurückgeht. Er wurde inzwischen weiterentwickelt.

Alles, was man zum Test braucht, ist ein Tropfen Kapillar- oder Venenblut vom Patienten. Die Blutprobe (aufgesaugt auf einem Filterpapier, das nur mit einer Pin-

---

[8] Sinngemäß gilt dieser Abschnitt auch für Mora-Geräte

zette berührt werden darf) wird in den Messingbecher (oben in der Mitte der Abbildung) gegeben. Wie jede Substanz bei Zimmertemperatur sind die Moleküle und Atome im Molekülverband sowie die Elektronen in Bewegung und senden daher (polarisierte) elektromagnetische Wellen aus. Diese werden vom Messingbecher, der als Flächenantenne wirkt, aufgefangen. Der Becher ist mit zwei Metallkegeln elektrisch leitend verbunden, die in je eine links- bzw. rechtsgewendete Kegelspirale berührungslos eintauchen. Diese Spiralen wirken als Breitband-Antenne (sog. Bosch-Antennen) und fangen nur diejenigen Komponenten der Wellen auf, die den gleichen »biologischen Spin« haben, wie er dem Wickelsinn der Spiralen entspricht. Der »biologische Spin« ist äquivalent der optischen Drehrichtung des zu testenden Substrates. Gesundes Blut hat einen rechtsdrehenden Spin im Sinne der optischen Definition. Geopathisch belastetes Blut zeigt linksdrehenden Spin, d.h., die linksgewendelte Spirale spricht darauf an. (Bei totaler Linksdrehung spricht nur die linksgewendelte Spirale an). Der Anschluß A wird nun über ein Kabel und eine Handelektrode mit dem Patienten verbunden. Der Spintester enthält eine Reflektionsschaltung, die eine Umkehr des Spins bewirkt (Isolierstoffe drehen bei Reflektion die Phase des elektrischen Vektors um 180° C).

Ist das Blut des Patienten geopathisch belastet, d. h., weist es einen mehr oder weniger großen Anteil von Linksspin auf, so hat das invertierte (umgekehrte) Signal dieses Blutes einen Rechtsspin und wirkt sich positiv über die Handelektrode auf den Patienten aus.

Geopathisch belastetes Blut weist einen linksdrehenden Spin auf.

Eine vorher mittels EAP usw. getestete Störung wird daher mehr oder weniger gut kompensiert (je nach sonstiger Belastung, z. B. Amalgam), d. h. aufgehoben.

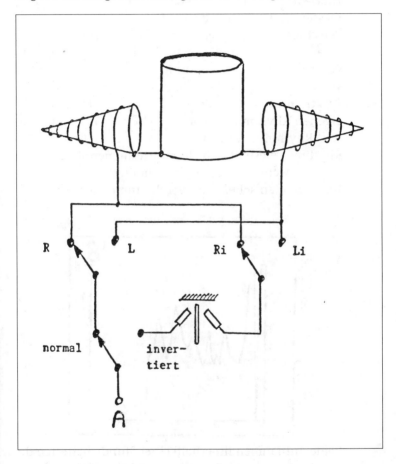

Symbolschaltung des Drehungstesters

Georhythmogramm nach Hartmann

Hier wird der Innenwiderstand von Hand zu Hand gemessen. Der Innenwiderstand des Körpers reagiert auf verschiedene Ursachen. Eine davon ist geopathische Belastung. Aufgrund des Wechselspiels des Vegetativums schwankt bei Belastung der Innenwiderstand in stärkerem Maße als bei ungestörten Verhältnissen.

Praktisch heißt das – Schwankungen in einem körpereigenen Rhythmus. Gemessen wird nun in einem starren Rhythmus von meist 30 sek. Zwischen beiden Rhythmen besteht kein fester Zusammenhang. Daher ist das jeweilige Ergebnis rein zufällig!

Im folgenden sehen Sie zwei Rhythmogramme.

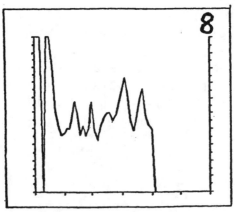

Beide Aufnahmen innerhalb einer Stunde betreffen die gleiche Person, am gleichen Standort. Es erfolgte keine Nahrungsaufnahme, kein Rauchen. Die Person war auch nicht erregt oder gelangweilt.

Ich erwähne diese kaum brauchbare Methode nur deshalb, weil dennoch viele dieser blind vertrauen.

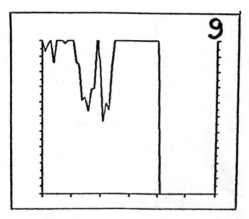

Trotz gleicher Bedingungen besteht keine Ähnlichkeit der Kurven.

Kirlianphotographie

Bei der Kirlianphotographie wird die Abstrahlung des Körpers an den Extremitäten aufgenommen.
Schwere Krankheitsbilder stellen sich eindeutig dar. Dennoch, ein zwingender Zusammenhang mit Geopathien besteht nicht. Zwar unterscheiden sich die Bilder erheblich vor und nach der geopathischen Belastung, aber von einer Kirlianphotographie kann nicht automatisch auf geopathische Belastung geschlossen werden.
Die Methode zu erklären, würde hier zu weit führen. Tatsache ist, daß jedes Lebewesen, ob Tier, ob Mensch, ja sogar ein Blatt, eine Aura besitzt, die fotografiert werden kann. Ergibt sich bei dieser Methode ein gleichmäßiges Strahlenbild, so ist dieser Organismus in einem energetisch ausgeglichenen Zustand, also gesund.

SCHÜTZEN UND HEILEN BEI GEOPATHIE

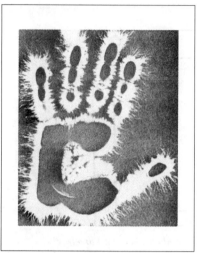

Diese in der Technik der Kirlian-Photographie gemachte Aufnahme einer Hand zeigt eindrucksvoll die Ausstrahlung der Hand. In diesem Fall zeigt das regelmäßige Strahlenbild ein energetisches Gleichgewicht an. Dieser Mensch dürfte gesund sein, falls beide Hände ein gleiches Bild zeigen.
Alle organischen Störungen oder Schäden beginnen mit einer Störung des energetischen Haushaltes des Körpers, daher die Aussagekraft eines derartigen Fotos.

Blutuntersuchung

Auch eine labormedizinische Untersuchung des Blutes ergibt bei Strahlenkranken ganz typische, vom Normalen abweichende Werte. Als Beispiel kann das Blutbild einer geopathisch verstrahlten Patientin dienen.

Die Patientin begab sich wegen rheumatismusähnlicher Beschwerden in ärztliche Behandlung. Sie hatte sehr schmerzhafte Schwellungen an allen Gelenken und mußte krank geschrieben werden.

Die ärztliche Diagnose war Rheuma. Es wurde eine Cortisonbehandlung vorgeschlagen.

Im unteren Teil erkennt man unter C-reaktives Protein einen Wert von 42,3 MG/L. Der normale Wert liegt zwischen 0,0 und 16,0 MG/L.

Die Diagnose lautete nach einer entsprechenden Untersuchung, wie sie hier im Buch beschrieben wurde, Geopathie!

Code	Bestimmung	Referenzwerte/Einheit	Resultat	pathologisch	Norm	Pathologisch
VBKL	Blutbild klein		s. unten			
LEI	Leukozytenzahl	4,0– 9,0 /NL	6,8		**	
ERY	Erythrozytenzahl	4,5– 5,5 /PL	4,27	*		
HB	HB Haemoglobinkonz.	14,0– 18,0 G/DL	13,0	*		
HK	HK Haematokrit	42,0– 52,0 Vol.-%	39,7	*		
MCV	MCV	80,0– 95,0 FL	93		**	
HBE	HBE	27,0– 33,0 PG	30,4		**	
MCHC	MCHC	32,0– 36,0 G/DL	33,0		**	
SGOT	GOT	0,0– 18,0 U/L	7		**	
SGGT	Gamma-GT	6,0– 28,0 U/L	9		**	
SCRE	Creatinin im Serum	0,6– 1,3 MG/DL	1,0		**	
SHSR	Harnsäure	3,4– 7,0 MG/DL	4,1		**	
SRF	Rheumafaktor		neg.			
SCRP	C-reaktives Protein	0,0– 16,0 MG/L	42,3			*
SASL	Antistreptolysin-O		neg.			
CGLI	Glucose nüchtern	70,0–100,0 MG/DL	73		**	

Die Patientin erhielt ein entsprechendes Präparat, und die Ursache der Verstrahlung am Bett wurde beseitigt. Am 9.9.1986, nach etwa 4 Wochen, ergab ein erneutes Blutbild 6 MG/L. Die Blutsenkungsgeschwindigkeit war ebenfalls signifikant gesunken. Die Patientin ist gesund, benötigt keine Medikamente mehr und hat ihre Arbeit wieder angetreten.

Weitere diagnostische Möglichkeiten

Es versteht sich von selbst, daß vor diesen Spezialuntersuchungen alle anderen zu einer ordentlichen Anamnese gehörenden Untersuchungen durchgeführt werden. Keinesfalls dürfen Faktoren wie zu hoher Blutdruck oder ähnliches übersehen werden.

Nicht zu unterschätzen ist die Prima-vista-Diagnose – die Diagnose des ersten Anblicks. Der erste Anblick der geopathisch belasteten Menschen erinnert an den Anblick schwer Erkrankter. Die oft welke Haut fällt auf. Die Menschen sind ewig erschöpft und müde. Die Augen sind glanzlos, die Haare schütter. Sie können ihre Arbeit nicht mehr leisten. Die fast obligaten Schlaftabletten tun ein übriges. Häufig werden Selbstmordgedanken geäußert.

Hier beginnt ein Kampf, der auch den Behandelnden aufs äußerste fordert. Das Vertrauen dieser Menschen auf Hilfe ist gering. Die Diagnose Erdstrahlen wird oft mild belächelt. Ohne psychologische Führung des Patienten kann eine Therapie nicht gelingen. Wenn dann in einer Familie ein besonders Gescheiter die Diagnose lächerlich macht, beginnt ein Kampf auf Leben und Tod, da nach der Diagnose der Geopathie in der Wohnung des Patienten für ein Verstellen oder Abschirmen des Bettes gesorgt werden muß.

Gibt es Diagnoseversager?

Ist es möglich, bei der Untersuchung von Patienten eine vorhandene Geopathie zu übersehen? Die Antwort muß lauten: Ja, in seltenen Fällen.

Voraussetzung für das Gelingen der Untersuchungen ist, daß sich das Blut des Patienten in sogenannter Linksdrehung befindet. Der Begriff stammt aus Untersuchungen mit dem Polarisationsmikroskop. Im übrigen handelt es sich um eine Erscheinung, die nicht nur vom Blut, sondern auch bei anderen Flüssigkeiten, wie Milch oder Wasser, bekannt ist. Beim Patienten ist die »Linksdrehung« Folge der geopathischen Verstrahlung. Nach Sanierung der Schlafstätte und entsprechender Therapie dreht das Blut wieder »rechts«. Das Blut Krebskranker dreht immer »links«!

Diese erhalten vielfach Viscum album = Mistelpräparate, wodurch eine »Rechtsdrehung« erzielt werden kann. Bei diesen Krebskranken kann möglicherweise dadurch der Befund geopathischer Belastung erschwert werden. Außer Mistel führen auch Barbiturate, Psychopharmaka und Alkohol zur »Rechtsdrehung« und können das Erkennen einer Geopathie verhindern.
Im Zweifelsfall kann dann nicht auf eine Untersuchung des Standortes verzichtet werden, die Klärung bringt.

Die Therapie der Geopathien

Die Therapie einer jeden Erkrankung kann erst der Diagnose folgen. Wird die Diagnose »Geopathie« gestellt, beginnt jede Therapie damit, für einen ungestörten Schlafplatz zu sorgen. Darüber mehr im nächsten Kapitel.
Es stellt sich die Frage, ob eine weitere medikamentöse Therapie dann überhaupt noch erforderlich ist. Das Bett ist störfrei, und man sollte erwarten, daß sich der Rest von alleine regulieren müßte! Generell kann die Antwort nur nein lauten.
In wenigen Fällen könnte eine Entstörung des Bettes alleine ausreichen. Dies wären Fälle, in denen der Betroffene auf Grund ungewohnter Schlafstörungen baldigst seine Schlafstätte untersuchen läßt und die erforderlichen Maßnahmen ergreift. Das könnte nach einem Umzug der Fall sein. Zu solchem Handeln ist jedoch nur der bereits Informierte fähig.
Der oder die leider noch uniformierte Bürger oder Bürgerin schiebt die Schlafstörungen auf alles mögliche:

auf den Betrieb, den neuen Abteilungsleiter, das Klimakterium, die häuslichen Sorgen und was der scheinbaren Gründe noch mehr sind. Selbstverständlich werden dann Schlaftabletten genommen, ein probates Mittel, um Symptome zu kurieren. Ist jedoch erst einmal das Gleichgewicht der hormonellen Regulierung durch energetische Blockaden der innersekretorischen Drüsen gestört, stellt sich eine Vielzahl an Beschwerden ein, die ihr Eigenleben beginnen. Aus Regulationsstörungen werden Organstörungen.

Eine Standortentstörung bringt die Krankheit zum Stillstand; nur eine Therapie bringt Heilung.

Rheumatismusähnliche Erscheinungen kommen hinzu. Herzrhythmusstörungen und Blutdruckanomalien werden selbstverständlich mit weiteren Medikamenten angegangen. Der ganze letztendlich zum Krebs führende Leidensweg ist eingeschlagen.

Erfährt der oder die Betroffene an irgendeiner Stelle dieses Weges etwas von Erdstrahlen und sorgt durch einen Geopathologen für einen sicheren Bettplatz, so kommt günstigenfalls die Erkrankung der Organe zum Stillstand. Mit einer Heilung hat dieser Zustand nichts zu tun. Möglicherweise regeneriert sich bei einer besonders robusten Konstitution noch das eine oder andere nach längerer Zeit.

Es werden Patienten behandelt, die nach einem Umzug oder aus anderen Gründen schon jahrelang nicht mehr auf dem verstrahlten Platz liegen, und doch sind ihre Beschwerden unverändert. Und das erstaunlichste ist, daß die Verstrahlung ebenfalls noch voll sowohl mental wie auch meßtechnisch nachweisbar ist.

Das bedeutet also, daß eine Therapie unabdingbar ist! Vorerst haben sich nur zwei pharmazeutische Unternehmen den Geopathien gewidmet. Deren Präparate reichen aus, den Strahlen zu begegnen.

SCHÜTZEN UND HEILEN BEI GEOPATHIE

Nicht nur die Art der Verstrahlung ist zu berücksichtigen, sondern auch die vegetative Reaktionslage des Patienten. Widersprechen sich diese beiden Anforderungen, muß der günstigste Kompromiß gefunden werden. Immerhin können selbst bei einer sorgfältigen Behandlung sowohl Magen- und Darmschmerzen als auch allergische Reaktionen auftreten.

Es muß noch einmal betont werden, daß alle in Frage kommenden Medikamente nur homöopathischer Natur sein können. Kontaminiert (verstrahlt) sind die Patienten ohnehin, da sollten nicht noch zusätzliche Gifte zugeführt werden. Die Therapie soll nur Dekontamination und Ausleitung bewirken.

Die spezifische Symptomatik des einzelnen Patienten erfordert anfangs weitere Mittel, die gegen Symptome helfen und im Rahmen der Wiederingangsetzung geregelter Funktionen langsam abgesetzt werden. Hinzu kommen allgemein kräftigende Mittel, wie sie bei chronisch zehrenden Leiden angezeigt sind. Der Vitamin- und Mineralhaushalt bedarf ebenfalls oft der Ergänzungstherapie.

Allopathische Mittel, die der bisher behandelnde Arzt verordnet hat, besonders Schlaf- und Schmerzmittel oder vielfach Psychopharmaka, können nur behutsam abgesetzt werden. In manchen Fällen muß zu Beginn der Behandlung sogar kurzfristig zur Einnahme dieser Mittel geraten werden. Ein jahrelang verstrahlter Körper giert in manchen Fällen nach diesem zwar schädlichen, aber gewohnten Einfluß, wie der Körper des Alkoholikers beim Entzug nach Alkohol. In den ersten 10 bis 14 Tagen der Behandlung kann es zu einer gefährlichen Krise des Patienten kommen, der nun an gar nichts mehr glaubt und jede Hoffnung fahren läßt. In diesen Fällen ist es besser, den Patienten mit Psychopharmaka ruhigzustellen, als die gesamte Therapie zu gefährden.

Hieraus ist ebenfalls zu ersehen, daß eine ideale Behandlung des Patienten dann möglich ist, wenn der bisher behandelnde Arzt aufgeschlossen ist und somit der Geopathologe mit diesem die Behandlung abstimmen kann.

Die Basistherapie der Geopathie

Ein Kapitel für den Behandler
Das Merkmal der Geopathie ist die energetisch gestörte Zelle. Betroffen sind Nervenzellen, die Mesenchymzellen (das unbestimmte Bindegewebe), Abwehrzellen, Organzellen, Drüsenzellen, Gelenk- und Muskelzellen und nicht zuletzt Blut wie Lymphe. Die Strahlung hat den ganzen Körper geschwächt und läßt im betroffenen Bereich keine Zelle aus.

Ähnlich verheerend können weder Toxine noch bakterielle bzw. virale Eindringlinge wirken. Diese müssen erst immer eine Schranke durchbrechen, bevor sie die Körperzelle von außen angehen können. Da hat die Strahlung im Zellinneren bereits ihr Werk vollendet.

Der Streit über das eigentliche Agens der Erdstrahlen wird nahezu überflüssig, betrachtet man alleine die teils vollständige Depolarisation der Zelle. Dies zu beweisen, genügt eine einfache Ohmsche Widerstandsmessung des Körpers. Oft findet sich ein um den Faktor 10 erhöhter Innenwiderstand, was nach dem Ohmschen Gesetz: $U = I \times R$ eine um den gleichen Faktor herabgesetzte Spannung bedeutet (die Veränderung von I hier einmal vernachlässigt, was vertretbar ist, da dies nichts am Geschehen ändert). Dabei bedeutet U = Spannung, I = Strom, R = Widerstand.

SCHÜTZEN UND HEILEN BEI GEOPATHIE

Versuchen Sie einmal, Ihr Auto zu starten mit einer Batterie von 1,2 Volt statt 12 Volt, oder versuchen Sie, Radio zu hören mit einer Batterie von 0,9 Volt statt 9 Volt. Welche Therapieform bietet sich also als Basistherapie an? Den Menschen an ein Ladegerät anzuschließen, verbietet sich aufgrund der komplexen Strukturen.
Eine Autobatterie hat nur 6 Zellen in Reihe, diese kann man laden. Nicht aber einen Körper mit Milliarden netzwerkverschlungener Zellen. Der Vergleich hinkt auch sonst. Die leere Autobatteriezelle ist vor und nach dem Aufladen die gleiche Zelle. Die menschliche Zelle teilt sich ständig und fehlgeteilte Zellen bleiben dies, auch wenn ihnen Energie zugeführt würde.

Die Therapie kann nur sein:
Keine neuen Fehlerzellen entstehen zu lassen –
Fehlgeteilte Zellen zu erkennen und zu vernichten –

Die Therapie setzt die körpereigene Abwehr wieder in Gang.

Die körpereigene Abwehr für diese Aufgabe zu stärken.
Keine neuen Fehlerzellen entstehen zu lassen, ist Aufgabe der Standortsanierung und somit Beendigung des geopathischen Einflusses.
Anschließend muß die Wieder-Ingangsetzung der körpereigenen Abwehr erfolgen.
Hierzu bieten sich verschiedene Möglichkeiten an, zwei bewährte möchte ich vorstellen.
Die Polyxane gelb – grün – blau compositum Tropfen.
In allen drei Fällen handelt es sich um ein Präparat aus einer Pflanze, die auf geopathisch belastetem Boden gewachsen ist. Hier klingt also das homöopathische Prinzip an.
Polyxan gelb hat Yang-Charakter und ist beim Yin-Patienten zum Ausgleich angezeigt.

Polyxan blau hat Yin-Charakter und ist somit das Präparat für den Yang-Patienten.

Polyxan grün verhält sich neutral und ist das Präparat für den in Harmonie befindlichen Patienten.

Eine therapeutische Alternative bietet sich mit Echinacea-haltigen Präparaten. Bei Kindern sollten Tees noch ausreichen. Sonst ist im allgemeinen hier an die intramuskuläre Applikation zu denken.

Es bewährten sich bei mir: Pascotox und Pascotox-forte-Ampullen 2 ml. 10 Ampullen im Abstand von 2–3 Tagen sollten ausreichen.

Pascotox hat Yang- und Pascotox forte Harmonie-Charakter. Der Yin-Patient erhält also Pascotox und alle anderen Pascotox forte.

Auch bewährt sich folgende Mischung:

30 ml Polyxan (grün)
ad 50 ml Echinacin (Madaus)
MDS: Erwachsene 3 x täglich 15 Tropfen v.d.E.
 Kinder ab 6. J.: 3 x täglich 8 Tropfen v.d.E.
 Kinder bis 6 J.: 3 x täglich 4 Tropfen v.d.E.

Die Pascotox-Therapie werden Sie den schwereren Fällen vorbehalten, nicht, weil diese Präparate wirksamer seien als Polyxan, sondern weil Sie den Patienten 2–3 mal die Woche sehen. Sie haben somit die Möglichkeit der schnelleren Reaktion auf Heilkrisen bzw. können den oder die Patientin psychisch besser führen.

Bei diesen schweren Fällen bietet sich an, ein weiteres Präparat hinzuzunehmen. Zur allgemeinen Stärkung empfiehlt sich Cefaktivon, oder Stronglife, oder Galium Heel.

Soweit die Basistherapie aller Geopathien. Die Verabreichung der Präparate oder Spritzen ist beendet bei Feststellung völliger Belastungsfreiheit des Körpers. Dauert dieses länger als 3–4 Wochen, muß der Standort erneut darauf überprüft werden, ob nicht doch eine Strahlen- oder Reflexionsquelle übersehen wurde.

Die Begleittherapie der Geopathie

Ebenfalls für den Behandler
Wenn Sie die Diagnose Geopathie stellen, hat der Patient oft einen langen Leidensweg hinter sich. Eine Vielzahl von Ärzten hat die verschiedensten Diagnosen gestellt. Vielleicht erfolgten bereits entbehrliche Operationen. Der oder die Patientin befindet sich in einem oft beklagenswerten Zustand. Hinzu kommt die psychische Komponente. Eine Vielzahl teils mit dramatischen Nebenwirkungen behafteter Medikamente wurde oder wird konsumiert. Somit kommt der Begleittherapie eine hohe Bedeutung zu.
Grundsätzlich werden Sie nach und nach die verordneten Medikamente, soweit inzwischen überflüssig bzw. vertretbar, absetzen oder auch vorübergehend wie längerfristig durch sinnvolle Präparate ersetzen.
Hier setzen Sie die ganze Skala Ihrer Erfahrungen ein. Trotzdem möchte ich auf einige Besonderheiten eingehen, die Sie in Ihre Überlegungen einbeziehen können.

Die Erstverschlimmerung

Getreu nach Dr. Reckeweg und seiner Homotoxikologie werden Sie nach Wieder-Ingangsetzung der körpereigenen Abwehr alle Arten regressiver Vikariationen erleben. Der Körper geht nun älteste Herde an und bereinigt diese. Alles, was den Patienten irgendwann einmal befiel, auch Schmerzen, macht sich durch Aktivierung bemerkbar. Hierauf müssen Sie den Patienten aufmerksam machen, ansonsten verlieren Sie sein mühsam errungenes Vertrauen. Wenn der Patient in dieser Phase noch einmal ein Schmerzmittel oder ein Schlafmittel nimmt, lassen Sie ihn dabei. Diese Zustände vergehen schnell; sie dauern oft nur Stunden.

Die Toxinüberschwemmung

Die wieder in Gang gesetzte Abwehr löst nun Toxine im Übermaß; hinzu kommen Zellgifte. Dabei können rheumatoide Zustände auftreten, die manchmal dramatische Formen annehmen. Sie sollten dann immer eine gründliche Ausleitungstherapie durchführen.

Abbau geopathogener Strahlenbelastung nach der Methode Gerstung

Die Anwendung des folgenden beschriebenen Gerätes erfolgt in enger Zusammenarbeit mit dem Institut für Geopathologie in Kassel und der holländischen Stiftung SAGH, die dieses Gerät europaweit einführt.

Die Stiftung SAGH möchte Ihnen eine neue Methode des Abbaus geopathogener Strahlenbelastung nach der Methode Gerstung vorstellen, die ohne Medikamente auskommt.

In China wurde vor einigen Jahren ein Gerät entwickelt, das das menschliche Immunsystem unterstützt, indem es auf das bioplasmatische Feld des Menschen einwirkt. Es erzeugt ein Frequenzspektrum, das dem Bioplasmafeld des Menschen sehr ähnlich ist, es kommt zu einer Resonanzschwingung. Da das Frequenzspektrum sehr breit angelegt ist, kann das WS-Frequenzgerät bei vielen Erkrankungen erfolgreich angewandt werden.

SCHÜTZEN UND HEILEN BEI GEOPATHIE

Inzwischen verwenden immer mehr Ärzte das WS-Frequenzgerät, um im Körper und im bioplasmatischen Feld gespeicherte Erdstrahlung – nach erfolgter Schlafplatzsanierung – bis auf den Normalwert abzubauen.

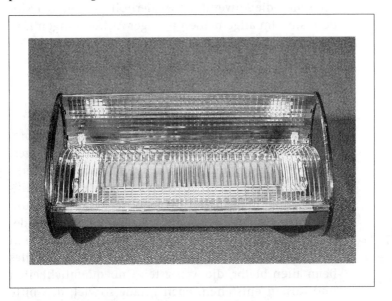

Das WS-Frequenzgerät

Das WS-Frequenzgerät wird 20 bis 40 cm vor die geopathisch belastete Körperregion gebracht. Es empfiehlt sich, den Biotensor zwischen das WS-Frequenzgerät und den Patienten zu halten. Eine mentale Einstellung auf bestimmte Wellenlängen oder dergleichen ist hierbei nicht erforderlich. Der Biotensor bewegt sich so lange, bis das bioplasmatische Feld gesättigt ist.

Der nach der Methode Kopschina ermittelte Verstrahlungswert sinkt bereits merklich nach nur einer Anwendung des WS-Frequenzgeräts. Es sind jedoch im allgemeinen mehrere Anwendungen notwendig, um auf den Normalwert – nach erfolgter Schlafplatzsanierung – zu kommen.

Je länger ein Patient auf Erdstrahlen gelegen hat, desto öfter muß die Anwendung wiederholt werden. Bei Kindern sind im allgemeinen weniger Anwendungen notwendig, bei Älteren eher mehr.

Die Standortsanierung

Dreh- und Angelpunkt jeder erfolgreichen Geopathologie ist die vollständige Entstörung des Schlafplatzes. Hier sind keine Kompromisse zu machen. Erforderliche Maßnahmen muß der Patient ergreifen oder billigen. Gelingt dies nicht, ist jede weitere Maßnahme unter Hinweis auf die Folgen zu unterlassen. Insbesondere ist dann auch strikt die Behandlung abzulehnen. Ein bißchen Geopathologie, so wohldosiert, daß fast alles beim alten bleibt, die wenigsten Unbequemlichkeiten und Kosten entstehen, eben gerade so viel, daß bitte schön aber der Krebs garantiert verhütet wird – das geht nicht.

Anders verhält es sich mit den übrigen Räumen, denn jede Hausbegehung schließt sicherlich alle Räume mit ein. In diesen Räumen sollte der Betroffene zumindest gefährdete Stellen bzw. Sitz- oder Liegeplätze kennen, um diese zu meiden. Wir sind am Arbeitsplatz, beim Einkauf und in der Freizeit so vielen verschiedenen Störfeldern ausgesetzt, daß wir froh sein müssen, wenn unsere körpereigene Abwehr damit fertig wird. Das hat aber wenigstens eine von schädlichen Strah-

Eine vollständige Entstörung des Schlafplatzes ist unabdingbar.

lungen ungestörte Nachtruhe zur Voraussetzung. Nachts schaltet unser Vegetativum auf die vagotone Ruhephase um.

Dennoch wird der sensible oder sensitive Mensch auch am Tage Reizzonen möglicherweise sehr deutlich durch bestimmte Gelenkschmerzen spüren. Weiß aber Ihr Patient erst einmal um die Dinge, kann er tagsüber solche Punkte meiden.

Tragisch wird es derzeit noch, wenn ein Betroffener sicher ist, an einem Platz arbeiten zu müssen, der unerträgliche Schmerzen verursacht, beim Wunsch aber, diesen Arbeitsplatz ein wenig verschieben zu wollen, nur Gelächter beim Chef und Mitarbeiter erntet.

Wüßte die Industrie um dieses Problem, sie würde uns händeringend um eine Untersuchung aller Arbeitsplätze bitten. Die Fehlstunden, sinnlosen Spritzen und teuren Kuren aufgrund von Gelenk- und Gliederschmerzen sind unermeßlich hoch.

Möglichkeiten der Entstörung oder Abschirmung

Das Problem der Entstörgeräte und Entstörmatten ist das traurigste Kapitel der gesamten Geopathologie überhaupt. Handelt es sich im günstigsten Fall noch um gutgläubige Selbsttäuschung, so sind auch völliger Schwachsinn und absolute Unkenntnis technischer und geobiologischer Gegebenheiten häufig anzutreffen. Selbst brutal-bewußter Betrug ist eine der Grundlagen eines unüberschaubaren Marktes.

Hinzu kommt, daß uns aus der Erde Kräfte verschiedenster physikalischer Natur treffen, die miteinander nicht das geringste gemein haben. Somit entstanden Mittel, die zwar einen Faktor dieser Kräfte zumindest verändernd beeinflußten, aber nicht vor dem schützen, was krank macht.

Daß diese Dinge auch oder gerade von Rutengängern angepriesen werden (wie ich Tag für Tag feststelle), die auf ihre Ausbildung durch eines der geobiologischen Zentren hinweisen, macht das Ganze noch trauriger. Bei den Seminaren kommen Teilnehmer zu mir, die aufgrund des Besuches mehrerer dieser Schulen und im Besitze der entsprechenden Zertifikate sich als Spezialisten, als Geobiologen verstehen, und selbst von Kopf bis Fuß gefährlich geopathisch belastet sind. Sie konnten nicht einmal sich selbst, geschweige denn ihrer Familie helfen.

Die Spitze des Eisberges sind dann die »Kollegen«, die auf irgendwelchen Kneipenböden die durch Busse herangekarrte Menschheit beglücken wollen. Diese »Kollegen« halten dann einen pseudoaufklärerischen Vortrag über all die Gefahren der Umwelt, besonders derer der Tiefe, ohne das Reizwort »Erdstrahlen« auszulassen, um dann anschließend als Garanten für einen angenehmen, wohligen Schlaf ihre Schafwolldecke oder was auch immer zum zehnfach überhöhten Preis anzubieten.

Und das genau ist die Masche auch der vielen ihre Schutzdecke Anpreisenden.

Man benennt alle Gefahren, einschließlich wirklich verheerender, um dann zu sagen, daß diese Matte vor, z.B. Elektrostreß schützt. Die benannten Gefahren wurden zwar richtig aufgelistet. Der Matte wird dann von den Geschickteren nichts Unhaltbares mehr angedichtet. Man hält sich immer bedeckt. »Wo steht denn, diese Matte schütze gegen Wasseradern, das haben wir doch gar nicht garantiert. Wir garantieren für einen besseren Schlaf durch ein wohligeres Klima, nicht

SCHÜTZEN UND HEILEN BEI GEOPATHIE

mehr, das andere haben Sie doch hineingeheimnist, das ist doch Ihr Problem!«

Das andere sind die antennenähnlichen Gebilde oder auch einfach Drähte, sogenannte Dipole. Sicherlich verändern diese das erdmagnetische Feld durch Reflexe und verschieben damit in gewissen Grenzen das Globalgitter, aber wie sollen davon harte Strahlen eliminiert werden?

Vorsicht vor sogenanntem Abschirmmaterial!

Wenn die Wirkung wenigstens zu sehen wäre! Wie es keinem Blinden gelingen kann, ein optisches Gerät zu justieren, so kann niemand die Folgen derartiger Manipulationen kontrollierbar machen. Die Folge ist nur, daß niemandem genützt und allen geschadet wird.

Fehlen noch die aktiv strahlenden Geräte. Sie kompensieren eine einzige Frequenz, deren nunmehriges Ausbleiben der Besitzer einer Lecher-Antenne zwar stolz vorführen kann – aber geholfen ist damit keinem. Was bleibt, ist Selbsttäuschung.

Dieses ganze Schreckenskabinett ist noch zu ergänzen um die simple Kachel auf dem Fensterbrett (aber bitte nach Norden ausrichten), um die Schnecke aus Kupferdraht (statt der Engel, in der Mitte über den Ehebetten), das Stück Papier mit geheimnisvollen Zeichen, den Stein in der Ecke (der nach einem Gebet aktiviert wird), die Schüssel Wasser unter dem Bett (aber täglich erneuern), den Achatstein in jeder Bettdecke, den Kupferdraht um Bett oder Haus und was es nicht noch alles gibt.

Wen darf es da noch wundern, wenn an sich Interessierte sich schaudernd abwenden?

Oder liegt in der Abwehr der Geopathie vielleicht System? Gibt es Mächte und Interessengruppen, die nichts mehr fürchten müßten als eine gesündere Menschheit, eine, die aufhören würde, große Teile ih-

SCHÜTZEN UND HEILEN BEI GEOPATHIE

res Einkommens für Krankheitskosten aufzuwenden? Müssen diese Kräfte nicht darauf hoffen, daß alles so bleibt, wie es ist, und das möglichst lange?

Zusammenfassend muß ich sagen: Ich kenne kein einziges Gerät oder keine einzige Matte, die gegen das 10-m-Gitter oder Wasseradern bzw. Verwerfungen bzw. deren Störungen wirksam waren. In der Vergangenheit half nur Bettverstellen oder Umziehen. Darin bin ich mir auch mit vielen anderen Autoren einig. Gegen diese vorgenannten Gefahren kann nur ein »Filter« zwischen Erde und Schlafendem schützen. Hier ist nur an nichtmetallische Naturmaterialien zu denken.

Alle metallenen Gerätschaften sind nicht nur unwirksam als Hilfe, sie stellen sogar gefährliche Reflektoren dar, wie auch Spiegel usw., und schaden daher eher, als sie nutzen. Erfahrene Rutengänger sagen, die beste Abschirmung sei ein strahlenfreier Ort. Damit haben diese uneingeschränkt recht. Nur sind die Verhältnisse häufig nicht danach. Nur selten kann ein Schlafzimmer so umgestellt werden, daß die Betten strahlenfrei stehen und das Zimmer der Hausfrau noch gefällt. Der Verfasser eines anderen Buches über Erdstrahlen schrieb, wenn ein Umstellen überhaupt nicht möglich sei, bleibe nur ein Verkauf des Hauses übrig! Hat der Herr Kollege da nachgedacht? An wen verkaufen? Vielleicht als Sonderangebot an einen mißliebigen Konkurrenten? Oder als Schenkung an die geschiedene Frau? Wenn etwas mit einer Gefährdung behaftet ist und man verkauft es an andere, ohne die Gefahr zu benennen, handelt man kriminell. Das mindeste wäre Beihilfe zur Körperverletzung. Baugrund ist rar, und wenn erst die Stärke und Lage der Erstrahlen den Preis bestimmen würden, dann gute Nacht. Wer hat da den besten Gutachter? Sie müssen Ihr Haus nicht verkaufen, sondern es abschirmen. Alle Abschirmmittel aus Metall haben immer nur kurz geholfen, stets waren diese nach einiger Zeit aufgeladen. Das ist ein weiterer Beweis für die Besonderheit der Erdstrahlen, denn technische Wellen würden nicht aufladen, die Abschirmung wäre dauerhaft.

Was haben denn unsere Vorfahren getan, um sich zu schützen? Gegen die Gefahren der Natur hilft nur Natur.

Eine erfolgreiche Abschirmung ist möglich.

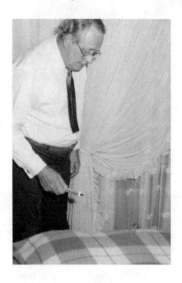

Der Autor bei der Untersuchung eines Bettes. Bei diesem engen, teilweise schrägen Schlafzimmer wäre der Einsatz der herkömmlichen Rute undenkbar. Mit dem hier benutzten Geotensor kann das Bett Zentimeter für Zentimeter abgetastet werden. Es häufen sich die Fälle, in denen eine flüchtige Überprüfung des Bettes keinerlei Strahlenbelastung zeigt. Beim genauen Überprüfen finden sich dann Orte, oft nur handtellergroß, die höchste Strahlungsintensität anzeigen, besonders in den Fällen, in denen es sich um Reflexionen von Spiegeln, Fernsehgeräten oder ähnlichem handelt.

SCHÜTZEN UND HEILEN BEI GEOPATHIE

Unsere Vorfahren schliefen auf Strohsäcken, die Decken der Etagen bestanden aus Stroh, die Hauswände waren strohgefüllt. Stroh stellt eine gute Abschirmung

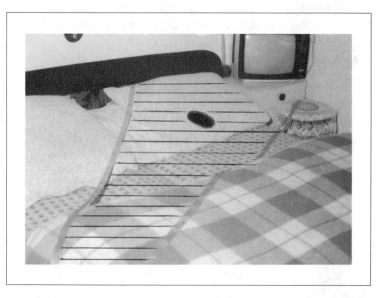

Bei diesem Bett zeigt der schraffierte Rand zwischen den Markierungsbändern das durch Erdstrahlen gestörte Gebiet. Der Punkt auf dem Kopfkissen markiert einen sogenannten Krebspunkt. Bei der hier vorgefundenen Strahlungsintensität könnte je nach Konstitution bereits nach etwa 3–5 Jahren ein Gehirntumor entstehen. Je nach der Lage des Betroffenen in diesem Bett könnte die Schädigung auch die Schilddrüse treffen.
Ein ungestörter Schlaf in diesem Bett ist undenkbar. Daher die Grundregel: Schlaf muß immer erholsam sein. Niemals darf man morgens müder aufstehen, als man sich abends zu Bett legte. Besonders verdächtig sind: nächtliches Urinieren – Aufwachen zwischen 3 und 4 Uhr morgens – morgendliche Kreuz- und Gliederschmerzen.
Im linken Bett schläft derzeit niemand. Hier würde jede Erkrankung im Bauchraum chronisch werden. Auch Rückenbeschwerden können auftreten.

dar. Erwarten Sie aber nicht, daß Ihnen empfohlen wird, auf Stroh zu schlafen. Die Dicke der Abschirmung wäre unpraktikabel. Es gibt ein Naturmaterial, das der Autor als Abschirmmaterial entdeckt hat. Dieses Material ist Kork.

In vielen Fällen wird seit nunmehr 10 Jahren mit Korkplatten abgeschirmt. Diese werden seitdem regelmäßig kontrolliert. Bisher, also seit 10 Jahren, konnte in keinem Fall ein Nachlassen der Wirkung beobachtet werden. (Andere Gründe, die trotz Kork noch schädliche Einflüsse an das Bett gelangen lassen, werden im Kapitel »Das Problem der Reflexe« geschildert.) Der Kork als Naturmaterial hilft sogar in den schwierigen Fällen, in denen zur Erdstrahlung noch korpuskulare Radiumstrahlung hinzukommt.

Es muß allerdings nochmals auf das in anderen Kapiteln bereits Gesagte verwiesen werden; nur wenn der Mensch selbst auf Verstrahlung kontrolliert wird, kann eine angemessene abschirmende Maßnahme vertreten werden. Maßstab für einen erfolgreichen Schutz ist nur der Geotest! Falls Sie darüber hinweggelesen haben sollten: Geotest bedeutet die mit dem Geotensor vorgenommene Überprüfung des Patienten in der Praxis des Geopathologen. Dieser Test dauert wenige Minuten und ist damit die billigste Sicherheitsmaßnahme, die Sie gegen eine Gesundheitsgefährdung vornehmen können.

Die Spezial-Kork-Abschirmmatte[9]

Die Homöopathie beweist uns täglich eindrucksvoll, daß dort, wo die Natur Gefahren aufweist, die gleiche Natur auch Mittel zum Schutz bietet. Nicht anders ver-

---

9 siehe: Rat und Hilfe

hält es sich beim Problem der ionisierenden Erdstrahlung.

Nach Jahren enttäuschender Versuche beschäftigte sich mein Institut für Geopathologie mit dem Kork. Theoretisch mußte Kork geeignet sein, wenn man weiß, daß ein Kubikzentimeter Kork bis zu zwanzig Millionen Luftblasen enthält. In diesen wird die Strahlung millionenfach gebrochen und somit vernichtet. Und doch war es noch ein langer Weg von der Idee bis zur Herstellung einer sicheren Abschirmmatte.

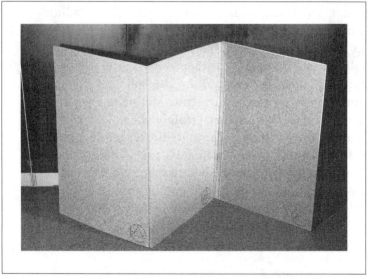

Die Spezial-Kork-Abschirmmatte. Jede Platte trägt den Prüfstempel. (Die 3teilige, aber fest und biologisch einwandfrei verklebte Matte läßt sich leicht versenden.) Dieser Kork weicht in genau 16 Punkten vom handelsüblichen ab.

Kork ist die geschälte Rinde der Korkeiche. Diese Rinde wird zu einem mehr oder weniger feinen Granulat gemahlen. Durch Zusatz von Klebe- und Bindemitteln entsteht dann die übliche Korktafel. Vorzugsweise dient dieses Material zur Wärmedämmung. Alle Versuche, dieses Material zur Strahlendämmung einzusetzen, scheiterten auf Grund des immer wieder auftretenden Durchschlagens der Korkmatte oft erst nach Wochen oder Monaten.

Wissenschaftliche Untersuchungen des Strahlenschutzkorks

Anläßlich des II. IAG-Kongresses in Mainz 1992 berichtet Dipl.-Ing. E. Schumacher über seine Forschungen mit den Magnetoidstrahlen.

Schumacher entdeckte, daß Magnetstrahlen beim Durchgang durch eine Fresnellinse plötzlich sogenannte Magnetoidstrahlen abgaben. Diese Magnetoidstrahlen haben eine verblüffende Übereinstimmung in ihrem Verhalten mit Störzonenstrahlung.

Schließlich sind ja auch deren Entstehungsursachen sehr ähnlich. Wenn der Erdmagnetismus eine Brechungszone (Wasserader, Verwerfung, Doppelgitter) durchläuft, entsteht pathogene Strahlung.

Im Rahmen dieser Untersuchung konnte Schumacher die abschirmende Wirkung des Strahlenschutzkorks bestätigen.[10]

Eine weitere Untersuchung mit dem Rasterelektronenmikroskop konnte ebenfalls belegen, daß sich der Spezialkork in seinen physikalischen Eigenschaften deutlich von normalem Isolationskork unterscheidet.

---

10 Eine detaillierte Darstellung der Versuchsanordnung und der Ergebnisse ist nachzulesen in: Erwin Schumacher, IAG

SCHÜTZEN UND HEILEN BEI GEOPATHIE

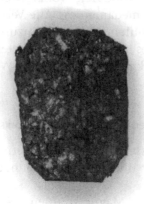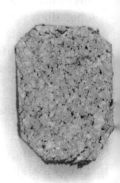

Um die Proben mit dem REM untersuchen zu können, muß ihre Oberfläche leitend gemacht werden. Um das zu erreichen, wird die Oberfläche der Proben unter Vakuum mit Gold bedampft.
Beim Versuch, die Proben mit Gold zu bedampfen, stellt sich ein großer, gravierender Unterschied zwischen den beiden Materialien heraus.
Die Spezialkorkprobe ließ sich gut und einwandfrei mit Gold bedampfen. Sie erscheint im Bild auf der rechten Seite als goldene Oberfläche.
Die Probe vom Normalkork dagegen ließ sich nur sehr schlecht mit Gold bedampfen. Das Bild, linke Seite, veranschaulicht die verkohlt wirkende Probenoberfläche mit Normalkork.

Die Strahlenschutzwirkung handelsüblicher Bettmatten

Die Schutzwirkung der gebräuchlichsten Matten geht, wie aus der Graphik ersichtlich, nicht über 14% hinaus. Dagegen ist die verbleibende Reststrahlung der Korkmatte wie der Zellglasplatte nur 3% und liegt damit innerhalb der normalen Grundstrahlung von 2–10%.
Im Grunde steht man fassungslos vor einem solchen Ergebnis. Immer wieder werden wirkungslose Fabrika-

te, oft mit Begründungen, die jedem physikalischen Verständnis Hohn sprechen, weiter vertrieben.

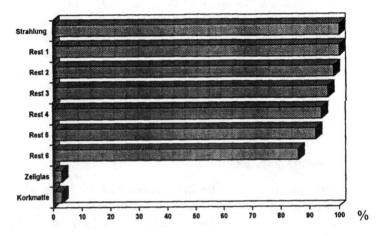

1–6 stellen verschiedene Fabrikate von Bettmatten dar.

Ich habe bislang kein Fabrikat genannt. Noch habe ich die vielleicht blauäugige Hoffnung, daß sich die Wahrheit auch so durchsetzt.

Aus den Veröffentlichungen des IAG kann man entnehmen, daß die rein physikalische Messung der Störstrahlen keine Utopie mehr darstellt. Dann ist auch dieser Spuk, auf den selbst renommierte Organe hereinfallen, hoffentlich vorbei. Noch kann man wirkungslose Baumwolltücher an den Mann oder die Frau bringen und darf sich noch als »genialer Erfinder« titulieren lassen.

»Bei manchen Hypothesen, mit denen Hersteller von geobiologischen Abschirmsystemen die Wirksamkeit ihrer Produkte begründen, kommt man oft in Verlegenheit, wo man sie einordnen soll, in die ›Mystik‹, ›Ideologie‹ oder einfach in die Rubrik ›Business‹. Da wird z. B. dem Publikum sugge-

riert, man könne mit den ›linksdrehenden Photonen‹, welche eine unterlegte oder im Garten eingegrabene Matte abstrahle, alle schädlichen geobiologischen und Elektrosmog-Einflüsse ›neutralisieren‹, weil diese alle auf ›rechtsdrehenden Photonen‹ beruhen sollen. Diese Hypothese kling so schön ›quanten-physikalisch‹ und hochwissenschaftlich. Ich habe sie ursprünglich für einen Witz gehalten, bis ich gesehen habe, daß nicht nur hilfesuchende Kranke, sondern auch zahlreiche gutgläubige Kollegen darauf hereingefallen waren.«[11]

Messung am Standort

Sie messen am Bett des Betroffenen mit der Einhandrute und fragen mental: Liegt hier krankmachende Strahlung vor, dann sicherheitshalber: Verläuft hier das 10-m-Gitter?

Nun stellen Sie sich vor, der Wert 10 beschriebe die höchste von Ihnen je gespürte Strahlung. Sie zählen also von 1 bis 10. Wir nehmen an, die Rute schlägt bei 10 von Ja auf Nein um, was bedeutet, daß die Strahlungsstärke bei 90% der denkbar höchsten liegt.

Jetzt legen Sie die Korkmatte auf das Bett – ihren endgültigen Platz sollte sie später unter der Matratze haben.

Sie erhalten jetzt auf beide Fragen schon bei 1 ein Nein der Rute. Zählen Sie jetzt abwärts: 09, – 0,8 – 0,7 – 0,6 – 0,5 – 0,4 – 0,3 – 0,2 – jetzt etwa geht Ihre Rute erst wieder auf Ja. Somit sind 97% der Strahlung vernichtet – oder die Reststrahlung beträgt 3%, was der natürlichen Strahlung entspricht.

---

11 Peter Rothdach, IAG

SCHÜTZEN UND HEILEN BEI GEOPATHIE

Gibt es Versager dieser Methode?

Wenn nach Verlegung dieses Korks noch Strahlung feststellbar ist, dann handelt es sich immer um Reflexe! Dies bestätigt Ihnen auch Ihre Rute. Fragen Sie jetzt mental: Kommt die Strahlung von unten? – Sie werden ein Nein der Rute erhalten. Dazu die nächste Abbildung:

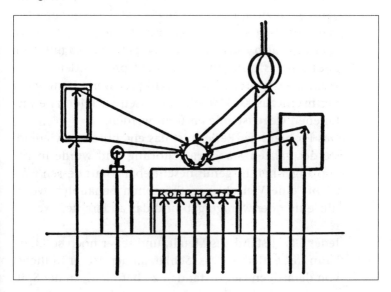

Das Problem der Reflexe

Grundsätzlich darf davon ausgegangen werden, daß die pathogene Strahlung von unten kommt.
Reflexe dagegen verlaufen fast waagerecht. Die Erklärung für dieses Phänomen kann darin liegen, daß es sich nicht um Wellenstrahlung handelt, sondern um feinstoffliche Materie.

Der Schläfer in der Bildmitte wird nicht mehr direkt von der Strahlung erreicht. Diese findet unterhalb der Matratze in der Korkmatte ein nicht zu durchdringendes Hindernis.

Dagegen erreichen den Schlafenden – von links nach rechts – umgelenkte Strahlung von einem Bild, von der Nachttischlampe, von der Deckenlampe, von einem Spiegel. Diese Darstellung ist noch sehr vereinfacht, denn auch zwischen allen aus Metall bestehenden Gegenständen gehen Strahlen hin und her.

Will man also nicht den ganzen Schlafraum mit Kork oder Zellglas auslegen, was mit entsprechenden Kosten verbunden ist, sondern die recht preiswerte Lösung der Bettmatte aus Kork wählen, müssen wirklich alle metallenen Gegenstände entfernt werden.

Das Problem der Reflexe ist das eigentlich gravierendste der ganzen Standortentstörung und wurde in der Vergangenheit nirgends beschrieben. Statt dessen wurde oft eine Vielzahl von Störzonen behauptet, wo es nur eine oder wenige gab und das andere Reflexe waren.

Jeder Gegenstand aus Metall, und sei er noch so klein, kann reflektieren. Das Schlafzimmer ist gründlichst von derartigen Gegenständen zu befreien! An der Spitze aller Reflektoren steht in der Bedeutung die Deckenlampe, die eine regelrecht rundstrahlende Relaisstation darstellt. Dann folgt der Spiegel (auch in Schrankinnenwänden); hier stellt die Metallhinterlegung den Reflektor dar. Ebenso zu entfernen sind Nachttischlampen, sofern der Fuß, der Schirm oder der Ständer Metall enthalten (Drahtkörbe der Schirme!). Fassung und Fuß der Glühbirne kann

Reflexe aufgrund metallener Gegenstände im Schlafzimmer müssen beseitigt werden.

meist toleriert werden, Holz-, Kunststoff- oder Glaslampen sind vertretbar.

Hausneubau – Haussanierung

An anderer Stelle dieses Buches findet sich ein Abschnitt mit dem Titel: »Das Betonsyndrom«. Hierin wird ausgeführt, daß die Hauptursache für das Anwachsen der »Erdstrahlenschäden« in der Verwendung des Betons als Baustoff zu suchen ist. Beton ist voll strahlendurchlässig. Dessen schlechte Wärmeisolierung ist ohnehin bekannt und wird durch zusätzliche Wärmedämmaßnahmen angegangen.

Bei früherer Bauweise wurde die Strahlung selbst erheblich geschwächt, und das um so mehr, je höher man wohnte. In heutigen Hochhäusern sind die Verhältnisse anders, das heißt, daß die Strahlung durch Anreicherung im Beton von Stockwerk zu Stockwerk steigt.

Daran wird und muß sich nichts ändern, wenn es gelingt, daß bei Neubauten eine Filterschicht die Nachteile heutigen Bauens ausgleicht. Zusätzlich könnten damit Altbauten nachgerüstet werden.

Noch fehlt der Öffentlichkeit wie den Verantwortlichen jedes Bewußtsein der wirklichen Gefahr, des wirklichen Ausmaßes der Schädigung breitester Bevölkerungsschichten.

Wenn die derzeitigen Kosten des Gesundheitswesens nicht mehr bezahlbar sind, hat dies nur den genannten Grund. In wenigen Jahren könnten die Kosten halbiert, wenn nicht noch weiter gesenkt werden. Hinzu kämen die Einsparungen für Ausfallzeiten.

Wirklich dann noch Erkrankten könnte ein Höchst-

maß an Zuwendung entgegengebracht werden, wie es einer zivilisierten Nation gut anstünde.
Die Zukunft muß bei der Bausubstanz ansetzen.

Die HWS-Zellglasplatte-Spezial

Die Entwicklung meiner Korkmatte brachte mir die Bestätigung, daß das einzig schützende Prinzip die Vernichtung der schädigenden Energie sein kann.
Die Korkmatte erreicht das durch ihre Millionen Poren. Damit war das richtige Prinzip gefunden – was sich derzeit in Zehntausenden von Fällen bestätigt.
Nun galt es, ein Material zu finden, das ebenfalls Millionen von Poren aufweist, rein biologischer Natur ist (denn alle Versuche mit Kunststoffen wie Styropor scheiterten) und die erforderliche Festigkeit eines Baustoffes besitzt.
Jetzt sind die Versuche abgeschlossen, und das Material ist lieferbar.
Sie erhalten es unter der Bezeichnung HWS-Zellglas-Dämmstoff. Informationen siehe Seite: Rat und Hilfe.

Die Herstellung der HWS-Zellglasplatte-Spezial

Das Ausgangsmaterial für die Herstellung von HWS-Zellglas ist Sand. Spezialzusätze lassen daraus in der ersten Produktionsstufe einen hochwertigen Glastyp entstehen. Dieses Produkt wird anschließend extrudiert, dann zerkleinert und schließlich zu Glaspulver gemahlen.
Dem Glaspulver wird Kohlenstoff zugesetzt. Dieses Gemisch wird dosiert in Formen eingebracht und in einem Ofen auf ca. 1 000° C erhitzt. Hierbei oxydiert der Kohlenstoff, und es kommt zur Bildung von Gasblasen,

SCHÜTZEN UND HEILEN BEI GEOPATHIE

die den Aufschäumungsprozeß auslösen. Durch diese Aufschäumung entsteht die Zellstruktur. Der überschüssige Kohlenstoff gibt die charakteristische Farbe. Nach Abschluß des Aufschäumungsprozesses wird das Material aus der Form genommen und viele Stunden in einen Streckofen langsam abgekühlt.

Bitte verwechseln Sie dieses strahlenundurchlässige Material nicht mit ähnlichem Material, das zur Wärmedämmung dient.

Checkliste zur Standortentstörung

Der hohe Metallanteil im Bauwesen muß bei der geobiologischen Entstörung berücksichtigt werden, da jegliche Metalle (auch verborgene wie lackierte oder beschichtete) Reflektoren für die geopathogenen Strahlen darstellen.

1. Total geschützte Neubauten, die in einer Zellglaswanne stehen.

   Der Sinn dieser Maßnahme ist der vollständige Schutz des gesamten Gebäudes. Prinzipiell können nun beliebige Metalle am und im Bau Verwendung finden, auch metallene Einrichtungsgegenstände.

   Andererseits sollte vorsorglich auch eine, wenn auch seltene, Einstrahlung von außerhalb des Gebäudes vermieden werden.

   Bedenklich sind: Metallfassaden – Metallgeländer an Kellertreppen – metallene Kellerroste – metallene Balkongeländer – metallene Fensterbänke – Metalljalousien – Fenster aus Aluminium oder metallverstärkte Kunststoff-Fenster – Dachrinnen aus Metall – Dachinnenausbauten mit alukaschierter Mineralwolle.

SCHÜTZEN UND HEILEN BEI GEOPATHIE

Strahlenerzeugende Gefahrenquellen sollten nicht unter Schlaf- oder Wohnräumen vorgesehen werden, wie: Heizöltanks oder auch Schwimmbäder. Fußbodenheizungen sind zumindest bedenklich. Aquarien nicht in bewohnten Räumen aufstellen.

2. Total geschützte Räume durch Auslegen des Strahlenschutzkorks oder der Zellglasplatten auch bei Anbringung an darunter befindlichen Kellerdecken.

   Hierdurch können beliebige Metallgegenstände zur Einrichtung gehören, auch Spiegel. Gefahren drohen nur noch durch die nicht unterfangenen Wände. Daher keine Metalle wie Bilder usw. direkt an die Wände hängen. Ansonsten strahlen Wände in der Regel selbst nicht ab, ebenso in oder bündig auf Putz verlegte Kabel und Dosen. Für Fenster gelten dieselben Regeln wie unter Punkt 3.

3. Schutz der Betten durch Verwendung der Spezial-Kork-Abschirmmatten.

   Dies stellt die preiswerteste Lösung dar und führt bei Beachtung der Regeln stets zum Erfolg.

   Schlafstätte: Metallbetten können nicht weiter verwendet werden. Metallene Sprungfederrahmen oder Metallfedern in den Matratzen sind unbedenklich, da hier der Strahlengang durch die Korkmatte unterbrochen ist.

   Bei Etagenbetten genügt die Korkmatte im unteren Bett.

   Lampen: Deckenlampen aller Art sind immer zu entfernen! Falls unbedingt gefordert, kann evtl. geduldet werden: kurze Zuleitung, Kunststofffassung, Glühbirne, Glas- oder Kunststoffkugel. Keinerlei sonstige metallene Armierungen. Lampen, auch Leuchtstofflampen, am oder im Bett sowie an der Wand sind zu entfernen.

SCHÜTZEN UND HEILEN BEI GEOPATHIE

Nachttischlampen sind zu entfernen, auch darf anstelle dessen keine Handtaschenlampe auf dem Nachtschränkchen liegen. Ebenso sind Radios zu entfernen. Rot leuchtende, digital anzeigende Radiowecker erzeugen selbst eine höchst gefährliche Strahlung. Es kann jedoch auf oder in die oberste Schublade des Nachtschränkchens eine kleine Korkplatte gelegt werden, dann dürfen metallene Gegenstände wie Lampen usw. weiter benutzt werden.

Spiegel: Spiegel aller Art sind zu entfernen. Deren Metallhinterlegung ist ein höchst gefährlicher Reflektor. Spiegelschranktüren müssen vor dem Schrank bündig vorn unten auf der Erde anliegend durch Kork abgeschirmt werden. Mindesttiefe 30 cm, etwas breiter als die Spiegelfront. Kann mit Teppichen abgedeckt werden. Übersehen Sie nicht Spiegel an Schrankinnenwänden.

Heizungen: Wasserführende Zentralheizungskörper reflektieren nicht und sind daher unbedenklich. Es dürfen keine Metallabdeckungen vorhängen oder aufliegen, auch keine aufgeschweißten Reflektoren. Es darf kein Verdampfer anhängen. Holzverkleidungen sind zulässig. Bei Fußbodenheizungen muß nachts der Wasserkreislauf abschaltbar sein. Alle separaten Heizungen sind unzulässig. Elektrospeicherheizkörper müssen mit Kork unterlegt werden.

Fenster: Aluminiumjalousien dürfen nicht mehr herabgelassen werden. Das gilt gleichermaßen für kunststoffbeschichtete Aluminiumjalousien. Sollen metallene oder metallarmierte Fenster gekippt oder aufgestellt werden, muß die Fensterbank innen mit Kork ausgelegt werden.

Total entfernen: allen Nippes aus Metall – Leitern – Stative – Stühle – Garderobenständer – Fernsehgeräte

– Stereoanlagen – Musikgeräte – Sportgeräte – Nähmaschinen – Heimsonnenbänke – Hometrainer – Kassetten im Kleiderschrank – Kleiderbügel aus Draht – Staubsauger – Photogeräte – Metallklappbetten – Rücksäcke – Kinderspielzeug aus Metall – Blechdosen – Bilder – Lurexschals – Sonstiges aus Metall.

Nur Beachtung vorausgegangener Regeln führt zu Gesundung oder bewahrt diese. Hinter den Anweisungen stehen Zehntausende von praktischen Fällen. Es liegt nicht an mir oder Ihnen, daß Baubiologie und Medizin 60 Jahre Hinweise auf die Gefährlichkeit der Störzonen ignoriert haben. Wir müssen daher lernen, mit den heutigen Bausünden zu leben, gesund zu leben oder zu werden.

Fälle aus der Praxis

Reihenuntersuchung in einem süddeutschen Badeort

Im Folgenden bringe ich einige beispielhafte praktische Fälle aus einer Reihenuntersuchung von Dr. med. Keßler in einem süddeutschen Badeort. Im Rahmen dieser Studie wurden die Schlafplätze therapieresistenter (Schulmedizin) Patienten untersucht. Zur Kontrolle befanden sich auch einige völlig gesunde Personen in der Gruppe. Obwohl mir zu Beginn der Untersuchung keinerlei Informationen über die jeweiligen Patienten vorlagen, konnte ich mit 100%er Genauigkeit die kranken Teilnehmer der Untersuchung benennen und die erkrankten Körperteile bestimmen.

Als weiteres Ergebnis der Untersuchung fiel besonders auf, daß der Anteil an gesundheitlichen Störungen, hervorgerufen durch die Strahlung rot leuchtender

SCHÜTZEN UND HEILEN BEI GEOPATHIE

Zeitanzeigen von billigen Radioweckern, bereits etwa 1/4 der Anzahl geopathogener Krankheiten betrug. (Siehe dazu an anderer Stelle: »Epilepsie aus der Steckdose«.)

Fall 1

Der klassische Fall einer quer durch das Bett verlaufenden Wasserader.
Patientin 40 Jahre alt. Die Patientin litt an schwersten Schwindelattacken, starken Verspannungen im Schulterbereich und Hypertonie (durch Mitbeteiligung der Schilddrüse). Sie konsultierte verschiedene Fachärzte, wurde psychotherapeutisch behandelt und erschien fast täglich in der Praxis.
Nach Verlegen der Spezial-Korkmatte und Entstrahlungstherapie ist sie jetzt beschwerdefrei.

Fall 2

Auch hier fand sich quer durch das Bett eine Wasserader. Eine erhebliche Verschlimmerung bedeutete jedoch die gleichzeitig vorhandene Kreuzung des gefährlichen 10-Meter-Gitters.
Patientin 56 Jahre alt. Der Patientin wurde bereits vor 4 Jahren die rechte Brust entfernt mit Ausräumung der Lymphknoten mit dem histologischen Ergebnis eines invasiven Mamma-Ca.
Sie litt außerdem über Hartspann im Nacken und Schultergürtelbereich und Gelenkbeschwerden besonders im Hüftbereich.
Nach Verlegung der Kork-Abschirmmatte und entsprechender Therapie besserte sich ihr Zustand erheblich. Die Patientin ist mit dem Erfolg zufrieden.

SCHÜTZEN UND HEILEN BEI GEOPATHIE

Ursache des Mamma-Ca war sicherlich der vorgefundene Zustand geopathogener Belastung. Die Patientin hatte bereits eine, wenn auch nur behelfsmäßige Abschirmung des Bettes vorgenommen. Daher in diesem Zusammenhang der Hinweis, daß nach der Diagnose Krebs und nachdem Stahl und Strahl ihre Schuldigkeit getan haben, unbedingt eine Sanierung der Schlafstätte zu erfolgen hat. Damit kann die Überlebensrate deutlich gesteigert werden.

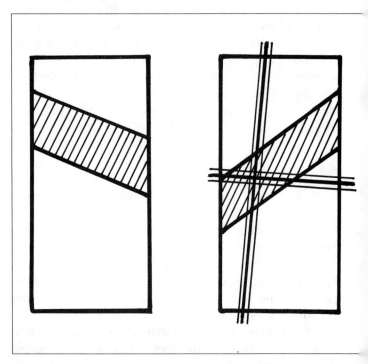

Fall 1, Fall 2

SCHÜTZEN UND HEILEN BEI GEOPATHIE

Fall 3

Hier fand sich das 10-m-Gitter mit einer Kreuzung etwa im Kopfbereich.
Patient 60 Jahre alt. Der Patient litt besonders unter unerträglichem Schwindel, hinzu kamen heftigste Kopfschmerzen. Im übrigen traten starke Schmerzen im Hals- und Brustwirbelbereich auf.
Das Leiden war für diesen Patienten besonders tragisch, da er aufgrund einer starken Allergie keine Schmerzmittel verträgt. Der Patient ist Frührentner.
Das Bett konnte verstellt werden. Nach der entsprechenden Strahlentherapie, wobei hier das in Frage kommende Medikament auch als Salbe aufgetragen wurde, verschwanden innerhalb von 9 Wochen die Beschwerden.
Allergiker ist der Patient nach wie vor, er kommt damit aber bestens zurecht, seitdem er besonders auf Konservierungsstoffe achtet.

Fall 4

Hier wieder eine Kreuzung des 10-m-Gitters. Die runde Fläche bezeichnet das Gebiet, das von der Strahlung einer rot leuchtenden Digitalanzeige erreicht wird.
Die geschilderten Fälle sind repräsentativ für das Patientenkollektiv, das mir in dieser Badestadt zur Verfügung stand. Daher überraschte mich auch der hohe Anteil des 10-m-Gitters. Nach diesem Gitter sucht fast niemand. Es wurde noch nirgendwo ausführlich beschrieben. Statt dessen wird überflüssigerweise am Hartmanngitter 2 x 2,50-m-Raster herumlaboriert.
Patient 45 Jahre alt, Postbeamter, meist krank geschrieben.

SCHÜTZEN UND HEILEN BEI GEOPATHIE

Im Vordergrund der Beschwerden stand eine chronische Nasenschleimhautentzündung, die praktisch ganzjährig bestand und zu einer vollkommenen Blockade beider Nasenlöcher führte. Weder Eigenblutbehandlung noch Allergiebehandlung führten zu einem Erfolg.

Schwere Beschwerden im Hüft- und Lendenwirbelbereich veranlaßten die Einschaltung eines Orthopäden. Eine Operation wurde als erforderlich betrachtet.

Das Radio wurde entfernt. Das Bett verstellt. Der ansonsten sehr sportliche Patient erholte sich schnell und versieht wieder seinen Beruf sowie sein Hobby als Fußballtrainer.

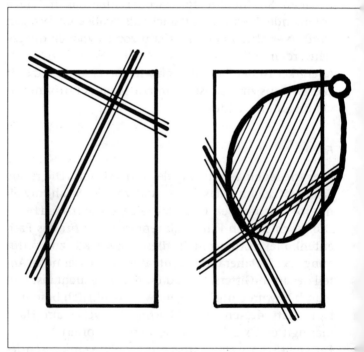

Fall 3, Fall 4

Fall 5

Dieser Fall ist beispielhaft für die vielen Fälle, in denen Reflexe das Bett treffen. Vor dem Bett verlief eine Wasserader, die das Bett nicht traf. An dieser Stelle hing jedoch ein Spiegel. Dieser lenkte die Strahlung auf das Bett um.

Kind 14 Jahre alt, seit 10 Jahren Neurodermitis. (Man meint sich zu erinnern, daß damals neue Möbel und auch der Spiegel angeschafft wurden.) Die Hauterscheinungen verliefen in Schüben mit borkig-krustigen Blutungen im Bereich von Kniekehle, Ellenbogen und Unterarmen. Cortisonsalben halfen kurzfristig.

Der Spiegel wurde entfernt. Auf eine Begleittherapie wurde verzichtet, denn Kinder erholen sich im allgemeinen schnell und ohne Präparate. Nach 3 Wochen machte die Neurodermitis keine Beschwerden mehr. Nach 8 Wochen waren auch sämtliche Hautrötungen verschwunden.

Ich erlebe in meiner Praxis seit Jahren jede Neurodermitis als geopathogen verursacht. Um jedoch keine falschen Hoffnungen zu wecken, möchte ich betonen, daß andere Ursachen nicht 100%ig auszuschließen sind.

Dieses Kind, wie praktisch alle Neurodermitiker, ist und bleibt natürlich ein Allergiker. Ob Erdbeeren oder Cola oder eine Kochwurst, Hauterscheinungen können immer wieder auftreten. Das massive Krankheitsbild bleibt den Kindern in Zukunft allerdings erspart.

Fall 6

Auch hier wieder ein Reflex!
Rechts vom Bett verlief eine Wasserader, neben dem

SCHÜTZEN UND HEILEN BEI GEOPATHIE

Bett ein Nachtschränkchen, darauf stand ein Messingleuchter. Dieser spiegelte (wie alle Metalle) die Strahlung auf das Bett.

Der Patient ist 50 Jahre alt. Im Vordergrund aller Beschwerden stand eine chronische Heiserkeit, die bis zur Stimmlosigkeit führte, obwohl er nicht rauchte. Weitere Symptome waren starke Ohrgeräusche. Hinzu kamen häufige Kopfschmerzen. Im übrigen klagte der Patient über Schlafstörungen.

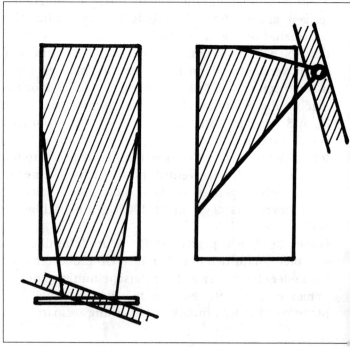

Fall 5, Fall 6

Die zuletzt genannten Schlafstörungen geben praktisch alle geopathisch belasteten Patienten an.

SCHÜTZEN UND HEILEN BEI GEOPATHIE

Der Messingleuchter wurde entfernt. Der Patient erhielt das Medikament zur Entstrahlungstherapie. (Hierbei handelt es sich in der Regel um ein pflanzliches Präparat zur Wiederingangsetzung der körpereigenen Abwehr.)
Nach und nach verschwanden die genannten Symptome. Nach 10 Wochen, berichtete der Patient, daß es ihm gutginge.
Bei den im Folgenden aufgeführten Patienten[12] konnten nach Therapie der Geopathie und Sanierung des Schlafplatzes unter Einsatz der Korkmatte ihre langjährigen Erkrankungen erfolgreich behandelt werden.

weiblich 51 Jahre
Seit 5 Jahren chronische Gastritis, seit 2 Jahren HWS-Syndrom.
Behandlungsdauer 2 Monate.
Beschwerdefrei seit 2 Jahren.

weiblich 74 Jahre
Seit 20 Jahren Migräne, vor 10 Jahren Gehirntumor rechtsseitig entfernt.
Behandlungsdauer 3 Wochen.
Beschwerdefrei seit 4 Jahren.

weiblich 51 Jahre
Seit 3 Jahren arthritische Beschwerden in allen Gelenken, klinische Diagnose: Antrumgastritis, typische klimakterische Beschwerden, vegetative Dystonie, Trigeminusneuralgie.
Behandlungsdauer 6 Wochen.

---

12 Die folgenden Fälle stellte mir meine Kollegin und Mitarbeiterin, Frau Ursula Daun, zur Verfügung.

Beschwerdefrei seit 1 Jahr.

männlich   58 Jahre
Seit 5 Jahren Prostatahypertrophie, chronische Bronchitis, HWS-Syndrom.
Behandlungsdauer 5 Monate.
Beschwerdefrei seit 2 Jahren.

weiblich   66 Jahre
Seit 4 Jahren Hyperthyreose (T3, T4 erhöht), Schilddrüse optisch stark vergrößert, Operationstermin bereits festgelegt.
Behandlungsdauer 3 Monate.
Beschwerdefrei seit 1,5 Jahren.

männlich   30 Jahre
Seit 3 Jahren Hypertonie, Ischialgie, HWS-, LWS-Syndrom, zunehmend starke Schmerzen im gesamten Körper.
Arbeitsunfähig seit 9 Monaten. Einweisung zur stationären psychiatrischen Behandlung lag vor.
Behandlungsdauer 4 Monate. Danach voll arbeitsfähig.
Beschwerdefrei seit 2,5 Jahren.

männlich   3 Jahre
Seit 3 Wochen nach der Geburt Neurodermitis.
Nur Schlafplatzsanierung, nach 2 Wochen symptomfrei.
Beschwerdefrei seit 2 Jahren.

weiblich   57 Jahre
Seit 8 Jahren Hypertonie und Schlafstörungen, seit 4 Jahren Neurasthenie, optisch stark vergrößerte Schilddrüse (T3, T4 erhöht).

SCHÜTZEN UND HEILEN BEI GEOPATHIE

Behandlungsdauer 2 Monate (RR: 120/80, T3, T4 o.b.B.).
Beschwerdefrei seit 1,5 Jahren.

männlich 66 Jahre
Seit 2 Jahren HWS-Syndrom und Epicondylitis.
Operationstermin stand bereits fest.
Behandlungsdauer 6 Wochen.
Beschwerdefrei seit 3 Jahren.

weiblich 36 Jahre
Seit 6 Jahren Colitis ulzerosa, Rheuma, klinisch nicht behandlungsfähig, BSG und Leberwerte stark erhöht.
Behandlungsdauer 12 Monate. BSG und Leberwerte normal.
Beschwerdefrei seit 3 Jahren mit problemloser Schwangerschaft und Geburt eines gesunden Sohnes.

weiblich 14 Jahre
Seit 8 Jahren allergisches Asthma, klinische Diagnose: Allergie gegen Hausstaub, Milben, alle Haustiere, jegliche Art von Haaren, alle Pollen, alle Konservierungsstoffe, alle Fertiggerichte.
Behandlungsdauer 4 Monate.
Beschwerdefrei seit 2 Jahren.

weiblich 25 Jahre
Seit 10 Jahren Multiple Sklerose
Behandlungsdauer 1 Monat.
Beschwerdefrei seit 1,5 Jahren.

männlich 25 Jahre
Seit 3 Jahren Multiple Sklerose.
Behandlungsdauer 1 Monat.

SCHÜTZEN UND HEILEN BEI GEOPATHIE

Beschwerdefrei seit 7 Monaten.

männlich   41 Jahre
Seit 5 Jahren stark rezidivierende Herpes labialis, Herpes genitalis, Immunschwäche.
Behandlungsdauer 2 Monate.
Beschwerdefrei seit 6 Monaten.

weiblich   51 Jahre
Seit 12 Jahren Entzündung der Gallenwege und Gallenblase, Gastritis.
Behandlungsdauer 1 Monat.
Beschwerdefrei seit 8 Monaten.

Ergebnisse einer Langzeitstudie in einer süddeutschen Kleinstadt

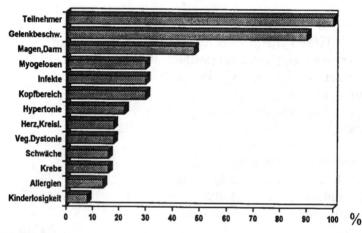

Häufigste Beschwerden unter dem Einfluß geopathischer Belastung, Mehrfachnennung durch vielfache Schäden. Einschließlich der Belastung durch Radiowecker.

SCHÜTZEN UND HEILEN BEI GEOPATHIE

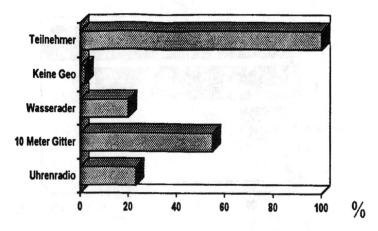

Prozentualer Anteil der jeweiligen Belastungsarten anläßlich einer Langzeitstudie in einer Kleinstadt.

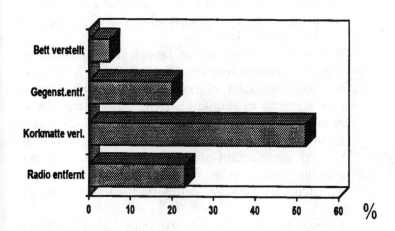

Maßnahmen zur Standortsanierung

SCHÜTZEN UND HEILEN BEI GEOPATHIE

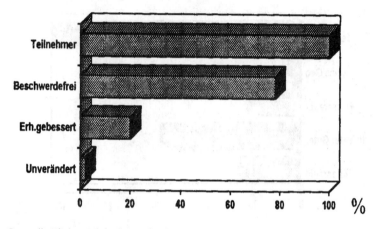

Gesundheitlicher Erfolg der Maßnahmen

Während des Beobachtungszeitraumes von zwei Jahren trat keine Neuerkrankung an Krebs auf (Metastasen). Die übrige Begleitsymptomatik besserte sich, wie auch bei den anderen Patienten.

Wie auch sonst beobachtet, fanden sich die gesunden Kontrollpersonen in altem Wohnbestand, hier Häuser aus der Gründerzeit. Alle geopathisch belasteten Personen wohnten in Häusern neuerer Bausubstanz. Während in vielen Altbauten das 10-m-Gitter überhaupt nicht feststellbar ist, findet es sich in modernen Hochhäusern unverändert bis in die höchsten Etagen. Wir machen dafür den Beton als Deckenmaterial verantwortlich, der sich als völlig strahlendurchlässig erweist.

Interessant ist in diesem Zusammenhang, daß alle Krebsfälle von diesem 10-m-Gitter betroffen sind.

Es kann daher unbedingt ein direkter Zusammenhang zwischen der heutigen Bauphysik und dem uferlosen Anschwellen der Krankenkosten gesehen werden. An anderer Stelle rede ich vom Betonsyndrom, Abhilfe ist durch geeignete Nachrüstung der Bausubstanz möglich.

Schnellstens ist auch die Abstrahlung der Rot leuchtenden Radiowecker zu untersuchen. Die Öffentlichkeit ist hierüber unbedingt zu informieren. Im obigen Schadenskatalog konnte keine klare Trennung erfolgen, da sich die Symptome teilweise überdecken. Generell stehen dabei Schmerzen und Störungen im Kopfbereich im Vordergrund.

Rat und Hilfe

Sie haben jetzt dieses Buch gelesen und haben den Wunsch nach weitergehenden Auskünften. Vielleicht entdeckten Sie bei sich oder einem nahen Angehörigen Anzeichen für eine Belastung durch Erdstrahlen. Oder Sie wollen vorsorglich sich selbst und Ihre Familie schützen. An wen können Sie sich also wenden?

Die derzeitige Situation ist gekennzeichnet von Unwissenheit, Halbwissen, rücksichtsloser Geschäftemacherei mit unsinnigen Geräten und Abschirmmatten und stets sich widersprechenden Ermittlungen sogenannter Fachleute.

Aus der Verantwortung heraus, die sich mit der Veröffentlichung dieses Buches ergibt, und der Verpflichtung des Therapeuten zur Hilfe biete ich derzeit folgende Lösung an.

Wie bereits seit dem Erscheinen meines Buches geübt, wird jede Zuschrift beantwortet auch nach geeigneten Adressen.

Senden Sie Blutproben zum Geotest an die folgende Anschrift:
BERUFSFACHVERBAND DER GEOPATHOLOGEN E.V.
Institut für Geopathologie
Andreas Kopschina

RAT UND HILFE

Geopathologe, Heilpraktiker
Pinneberger Straße 6
34246 Vellmar West (Krs. Kassel)
Tel.: 05 61/82 44 06
Ebenso erhalten Sie Seminarunterlagen und Adressen der Geopathologen.
Bitte nur schriftliche Anfragen.

Auskünfte über Bezugsmöglichkeiten, technische Daten und Konditionen für Fachverbraucher über die SpezialkOrk-Abschirmmatte und das HWS-Zellglas – Spezial erteilt:
SCHURG GmbH Erdstrahlenschutz
Dipl.-Ing. Horst-Werner Schurg
Bilsteinstraße 69
34537 Bad Wildungen
Tel.: 0 56 21/50 11
Fax: 0 56 21/50 16

Einladung zum »Intensivseminar: Geopathologie nach der Methode Kopschina«
Wochenend-Seminar
Seminarziel:
Die Teilnehmer lernen:
- Was sind geopathische Störzonen?
- Wie wirken sie?
- Warum werden wir dadurch krank?
- Lokalisierung geopathischer Belastung am Patienten
- Ermittlung der Stärke der Belastung
- Differenzierung der Ursache der Belastung nach Wasserführung
  Verwerfung
  Radon

RAT UND HILFE

  Globalgitternetz
  Technische Strahlung
- Bettplatzsanierung nach Kopschina
- Bewährte Therapien in Abhängigkeit von der Indikation
- Kontrolle des Therapieverlaufs
  am Patienten
  im Urin
  in der Blutprobe
Seminar-Methodik:
- Informationsreferate
- Praktische Arbeit
  einzeln
  in Gruppen
  Diskussionen
Teilnehmer:
Heilpraktiker
Ärzte
Architekten
Baubiologen
Apotheker
Studenten
Privatpersonen
Anfragen an Adresse: s. o.

Literatur

Aaken, Ernst van: Ist das Krebsproblem nicht schon längst gelöst? Verlag Mehr Wissen, 1982.

Angerer/Hartmann/König/Purner/Schmitz-Petri/Theo Ott: Mensch, Wünschelrute, Krankheit. M & T Edition Astroterra, St. Gallen, Zürich o.J.

Aschoff, Dieter: Der elektromagnetische Bluttest, Pfaffrath Druck + Verlag, Remscheid 1978.

Bachmann, Christian: Die Krebsmafia. Intrigen und Millionengeschäfte mit einer Krankheit. Edition Tomek. 1983.

Benker, Anton: Strahlenkunde mit dem Benker-Kuben-System. Selbstverlag H. Grote, Niederbergheim.

Bird, Christopher: Die weissagende Hand oder das Mysterium der Wünschelrute. Moos-Verlag, München 1987.

Capra, Fritjof: Wendezeit. Bausteine für ein neues Weltbild, München 1992.

Diamond, John: Der Körper lügt nicht, Verlag für angewandte Kinesiologie, 10. Aufl. 1994.

Endrös, Robert: Die Strahlungen der Erde und ihre Wirkung auf das Leben. Pfaffrath-Verlag, Remscheid o.J.

Graves, Tom: Pendel und Wünschelrute. Goldmann, München 1988.

Haller, Albert von: Gefährdete Menschheit. Ursache

LITERATUR

und Verhütung der Degeneration. Hippokrates, Stuttgart 1986.

Hartmann, Ernst: Krankheit als Standortproblem. Karl F. Haug Verlag, Heidelberg 1986.

Hürlimann, Gertrud I.: Pendeln ist erlernbar. M & T Verlag, Zürich, St. Gallen 1988.

IAG Internationaler Arbeitskreis für Geobiologie e. V. Nonnenpfad 37; Risikofaktor Standort, Frankfurt/Main 1992.

Jakob, Georg: Das medizinische Pendelbuch. Turmverlag, Bietigheim 1988.

Kaufmann, Werner: Wasseradern, Wünschelrute, Wissenschaft und Wirklichkeit. Lebenskunde Verlag, Düsseldorf 1979.

Kirchner, Georg: Pendel und Wünschelrute. Ariston Verlag, Genf 1988.

König, Herbert L.: Unsichtbare Umwelt. Eigenverlag, München 1986.

Kötschau, Karl: Naturmedizin – neue Wege. Eurika Verlag 1988.

Keßler, Rudolf/Kopschina, Andreas: Ortsabhängige und technische Strahlung als Ursache chronischer Erkrankungen, Bad Kissingen/Kassel 1992.

Kopschina, Andreas: Erdstrahlen als Krankheitsursache – Praxis der Geopathologie. AIG I. Hilbinger Verlag.

Lotz, Karl E./Ulmer, Günter A.: Einführung in die Bau- und Wohnökologie. Ulmer Verlag, Tuningen 1986.

Mayer, Hans/Winklbaur, Günter: Biostrahlen. Verlag ORAC, Wien 1983.

Mettler, M.: Das Globalnetzgitter: Verlag RGS, St. Gallen o.J.

Otto, Georg: Erdstrahlen. Auswirkungen auf unsere Gesundheit. Hugendubel, München 1988.

LITERATUR

Pohl, Gustav Freiherr von: Erdstrahlen als Krankheitsursache und Krebserreger. Frech Verlag, Stuttgart 1985.
Radiästhesie. Schweizerische Zeitschrift für Radiästhesie-Geopathie-Strahlenbiologie. Verlag RGS, St. Gallen o.J.
Resch, Andreas: Kosmopathie. Resch Verlag, Innsbruck 1986.
Roux, Alfred: Ist Pendeldiagnose Unfug? Verlag Gesundes Leben, Rudolfstadt o.J.
Schimmel, Helmut: Funktionale Medizin, Teil 2, Spezielle Richtlinien für die Diagnose und Therapie chronischer Organerkrankungen, Heidelberg 1993.
Schrödter, Willy: Grenzwissenschaftliche Versuche, Hermann Bauer Verlag, Freiburg im Breisgau o.J.
Straniak, Ludwig, Ing.: Die achte Großkraft der Natur, Jos. C. Hubers Verlag, Diessen vor München

Die angegebene Literatur wurde vom Autor im Laufe seiner Tätigkeit herangezogen, dennoch stehen viele darin gemachte Angaben im erheblichen Widerspruch zu seinen eigenen Erfahrungen.

DIE PRAKTISCHEN ECON RATGEBER

Dr. med. Gisela Eberlein

Gesund durch Autogenes Training

112 Seiten, TB 20141-7

Überarbeitete Neuauflage

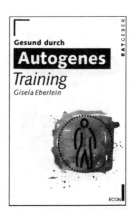

Alltagsstreß, nervöse Störungen an Herz, Kreislauf, Magen und Darm können durch Autogenes Training behoben werden. Auch bei Schlafstörungen, depressiven Verstimmungen und Angstzuständen hilft Autogenes Training. Die Autorin zeigt anhand von eindrucksvollen Beispielen, welche Erfolge sie mit Autogenem Training erzielte, und sie gibt konkrete Anleitungen, wie es von jedem selbst angewendet werden kann.

Dr. med. Gisela Eberlein unterrichtete in eigener Praxis Autogenes Training und war als Leiterin von Kursen und Seminaren tätig.

ECON Taschenbuch Verlag
Postfach 30 03 21 · 40403 Düsseldorf

DIE PRAKTISCHEN ECON RATGEBER

Hans Ewald

Akupressur
Hilfe durch Fingerdruck

112 Seiten, TB 20020-8

Überarbeitete Neuauflage

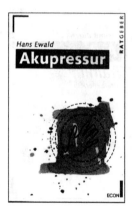

Akupressur ist eine Methode, die für jeden anwendbar ist. Akupressur ist einfach, sicher und völlig schmerzfrei. Akupressur wirkt durch Fingerdruck. Akupressur hilft bei Krankheiten, beseitigt organische Folgen von Angst und Überlastung. Akupressur bringt Nerven ins Gleichgewicht.

ECON Taschenbuch Verlag
Postfach 30 03 21 · 40403 Düsseldorf

Reinhard Schiller

Hildegard Medizin Praxis

248 Seiten, TB 20445-9

Überarbeitete Neuauflage

Rezepte für ein gesundes Leben, Heilmittel im Einklang mit der Natur, Wahrung der ursprünglichen Lebenskraft, Ratschläge für die Selbstbehandlung: Dies ist die grundlegende Einführung in die Prinzipien der ganzheitlichen Medizin der hl. Hildegard von Bingen, deren Erkenntnisse helfen, Krankheiten vorzubeugen, und die Gesundheit und das Wohlbefinden fördern.

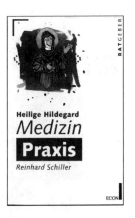

ECON Taschenbuch Verlag
Postfach 30 03 21 · 40403 Düsseldorf